やってはいけない健康診断

早期発見・早期治療の「罠」

近藤 誠・和田秀樹

SB新書
427

世界では
「健康診断・がん検診は無効」
が常識！

まえがきに代えて

職場健診、人間ドック、集団がん検診。どれも日本だけの「奇習」で、命を縮めることがわかっています。元気なのに検査で〝がん〟〝高血圧〟などが見つかって、一生クスリ漬けになる。手術で苦しむ。ストレスで不眠やうつになる。バカバカしい、の一言です。僕は医者ですが、40年間、健診を受けていません。――近藤 誠

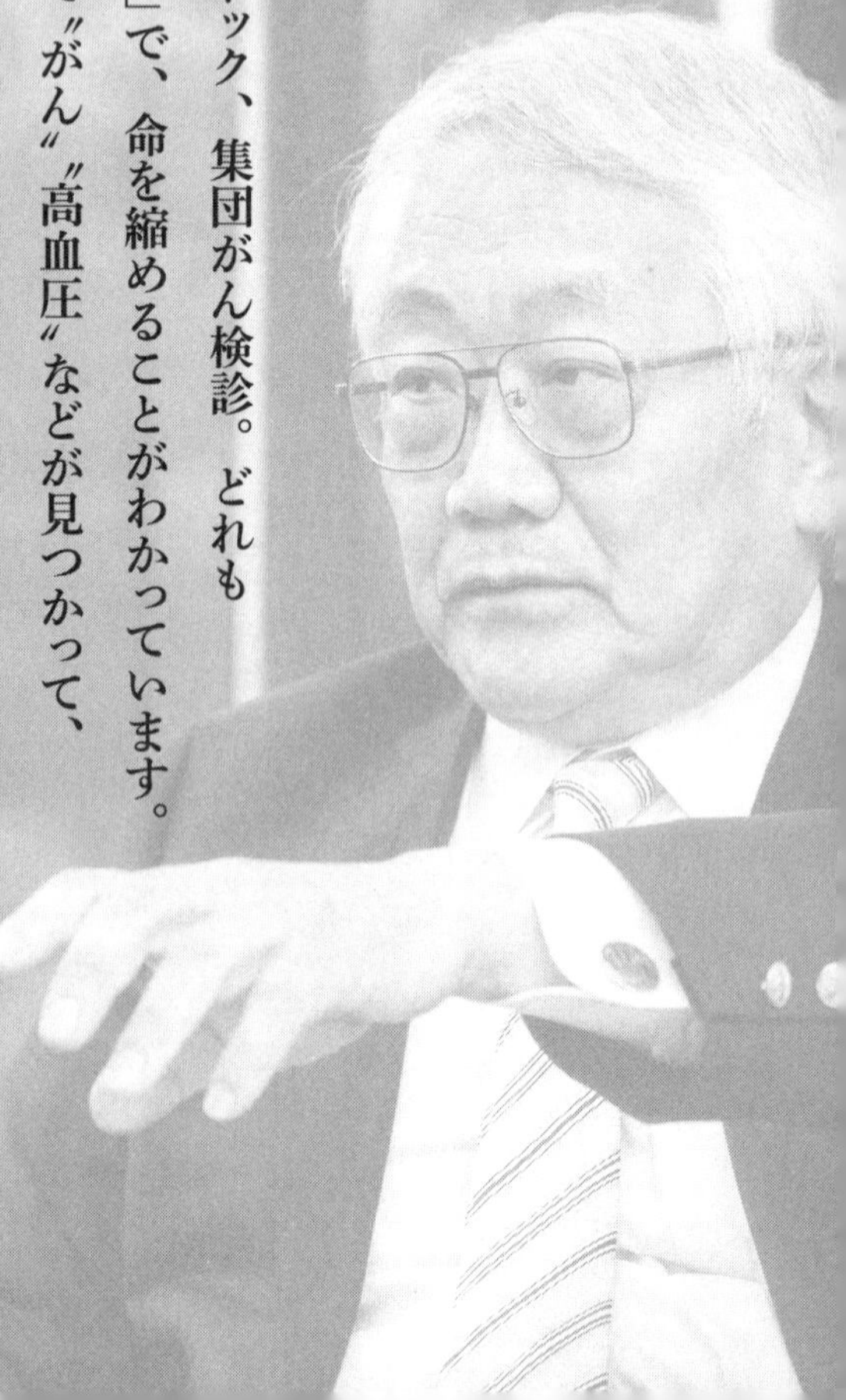

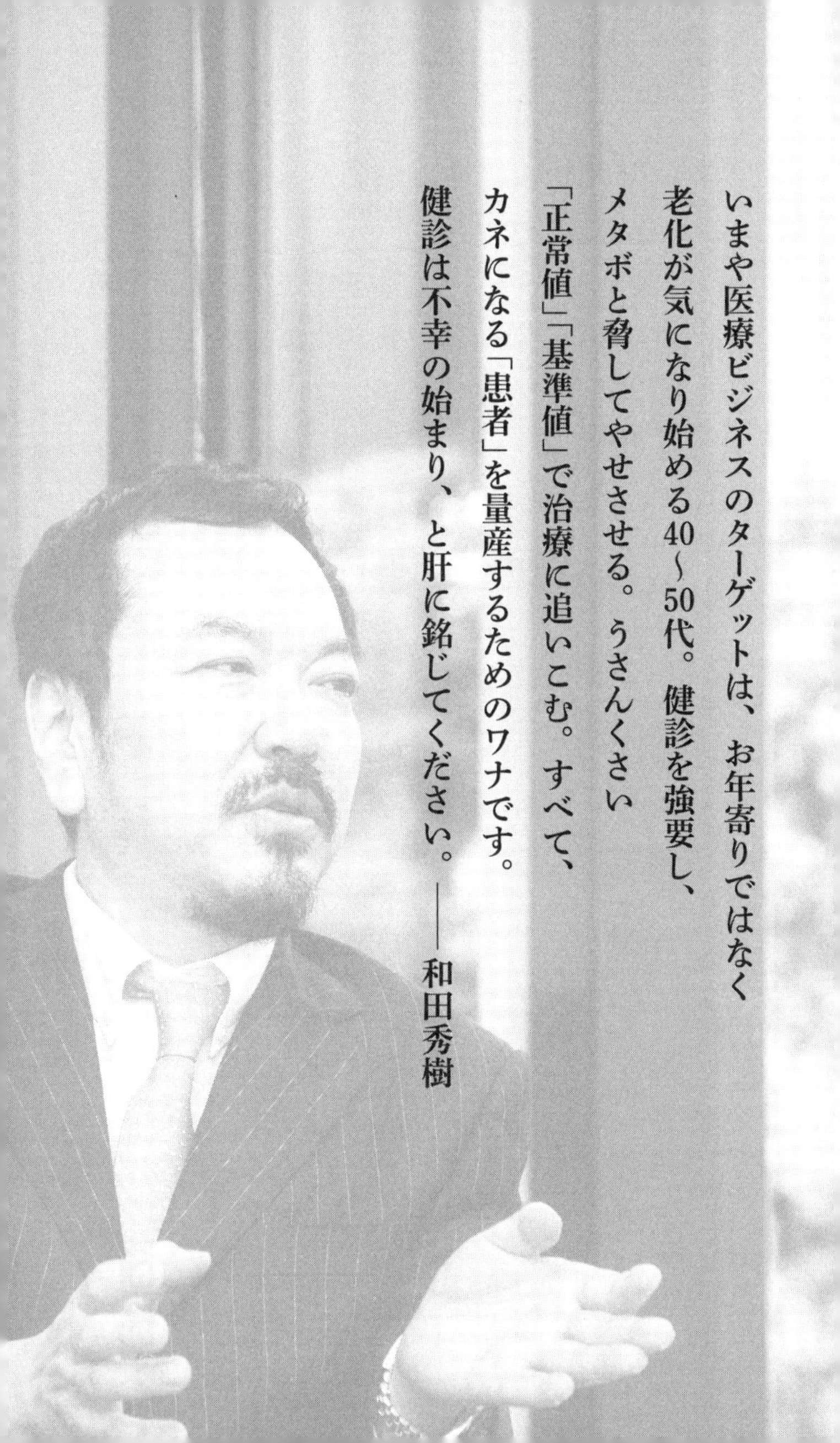

いまや医療ビジネスのターゲットは、お年寄りではなく
老化が気になり始める40～50代。健診を強要し、
メタボと脅してやせさせる。うさんくさい
「正常値」「基準値」で治療に追いこむ。すべて、
カネになる「患者」を量産するためのワナです。
健診は不幸の始まり、と肝に銘じてください。
——和田秀樹

◉やってはいけない健康診断　目次

第2章　欧米では「健康診断・がん検診無効」が常識である

——職場健診で寿命を縮める日本人

対談　近藤　誠×和田秀樹

第3章　間違いだらけの健康常識
——健診を受ける前に知っておくべきこと

対談　近藤 誠×和田秀樹

第4章　日本の異常な「正常値」信仰
——健診ターゲットは40代50代へ

和田秀樹

第5章 だれがだれのために、健康人を病人にするのか
――健診を取り巻く不都合な真実

対談 近藤誠×和田秀樹

第6章　検査値や健診結果より大切なこと
――過剰な医療介入を避けるための新常識

対談　近藤 誠×和田秀樹

章扉写真提供／伊藤孝一（第1章・第4章）、©cassis-Fotolia.com（第2章）、©Pictures news-Fotolia.com（第3章）、©Elnur-Fotolia.com（第5章）、©morganka-Fotolia.com（第6章）

編集部員の健診結果をチェック　その1

対談の前に、近藤氏がまず、編集部員（男性、43歳、身長171㎝、体重62㎏）の健康診断データをチェック。評価は見事に「オールA」だが……。

❖「オールA」ほど早死にしやすい！

近藤　うーん、「オールA」。全部きれいに基準値内に収まってますね。これは問題だなぁ……。早死にしやすいんだ。

編集部　えっ？

近藤　ともあれ順番に見ていきましょう。あなたは身長171㎝で62㎏。BMI21だね（体格指数。体重〈㎏〉÷身長〈m〉÷身長〈m〉で計算）。これがまず、やせすぎなんだなぁ。

編集部　やせすぎ、ですか……。ちゃんと食べているんですが、太りにくい体質で。学生時代から今までの20年で、体重は5㎏増ぐらいです。標準はBMI22だから、自分では、まあふつうの体重かなと思っていました。

近藤　40歳以上の日本人35万人の調査データを見ると、メタボ健診で「肥満」とされる、ＢＭＩ25から27（身長170㎝で75kg前後）の人たちがいちばん長生きです。そこからＢＭＩが下がるにつれて、死亡率がだんだん上がっていきます。
　あなたの場合、21でしょう。すると25の人に比べて、死亡率が十数％増しになる。

編集部　そんなに……。

近藤　ＬＤＬ（いわゆる悪玉コレステロール）も低いね。基準値内だと低すぎるのね。

編集部　悪玉コレステロールは、実は悪くないっていう話は聞いたことあります。

近藤　そう。コレステロールは全部体に……。これについてはあとで説明するとして、基準値ってどれも、いいかげんに定められているからね。

❖95％基準マジックで、みんな病人に！

近藤　基準値には、健康な人を数千、数万と集めて調べて、数値の高い人と低い人、上下2・5％ずつを除いた95％で自動的に決まるもの。あと、学会が独自に定めているものがあります。

血液検査の基準値は95％方式が多い。あなたが受けた検査では、ガンマGTP・AST・ALT（どれも肝臓の病気の指標）、尿酸（痛風で高くなる）、このへんが全部そう。

編集部　血液検査は、全部で35項目ありますね。

近藤　そのうち95％基準によって判断されるのが24項目。残りのうち5項目は、血糖、コレステロールや中性脂肪など、各学会が勝手に基準値を定めているため、多数が「異常（基準値外）」と判定されるもの。

仮に全部が95％基準で判断されるとしても、10項目調べると、ひとつ以上が「異常」な人が4割。30項目調べると、8割の人はどれかひとつ以上が「異常」となってしまいます。

人間ドックで肺や胃の検査など、さらに詳しくいろいろ調べると、「全項目異常なし」の人はたった5～6％。ほとんどが「病人」にされてしまうわけ。

だけど考えてみたら、正常な人たちを検査して95％で区切っているんだから、実は残りの5％の人も正常なんです（笑）。

編集部　あ、確かに。

近藤　背の高い低いと同じように、体のいろいろな数値はその人が持って生まれた個性で、正常も異常もない。バラつきがあって当たり前です。

別のたとえで言うと、なにかの議論の場におおぜいがいて、どの問題にも全員の意見が一致するのはおかしい、みたいな話です。95％基準の場合、健康な人がいっぱい検査したら、いくつかの項目が基準から外れるほうが自然なんです。

全部基準値の中に収まっているほうが、実は異常。

編集部　健診の「オールA」って、そういうことでしたか！　つまり僕は〝異常〟だったんですね（笑）。

❖むしろ「数値が低いこと」を警戒すべき

近藤　それから、血液検査以外の基準値……BMIとか腹囲、血圧、空腹時血糖、ヘモグロビンA1c（平均血糖値）、悪玉コレステロール、中性脂肪なんかはね……。

これは「日本高血圧学会」や「日本糖尿病学会」などの学会が、「こんなところにしておきましょう」って政治経済目的で決めているから、根拠も意味もないの。

健康人の長期調査データを見ると、悪玉コレステロールも中性脂肪も、高い人たちのほうが元気で長生きしています。あなたは血圧もちょっと低いですね。

編集部　上が102（㎜Hg）だから、安心していたんですが……。

近藤　高血圧学会は上が130、下が85を超えると「血圧が高め」、上が140、下が90を超えると「高血圧」の治療を勧めているけど、実は高めの人のほうが元気なんだ。

年を取るほどそれが言えて、75歳以上では、上の血圧が180以上ある人たちがいちばん長生きしています。昔は上の血圧の目安は「年齢プラス90〜100」で、それは理に適っていました。

編集部　健康診断の数値は「低いことがいいことだって」みんな思い込んでますね。

近藤　それは長い時間をかけて、刷りこまれてきてるから。

とにかく「数値が全部低い」っていうのは危ない。むしろ警戒しなきゃね。

編集部　和田先生との対談前にそれを聞けて心の準備ができました。

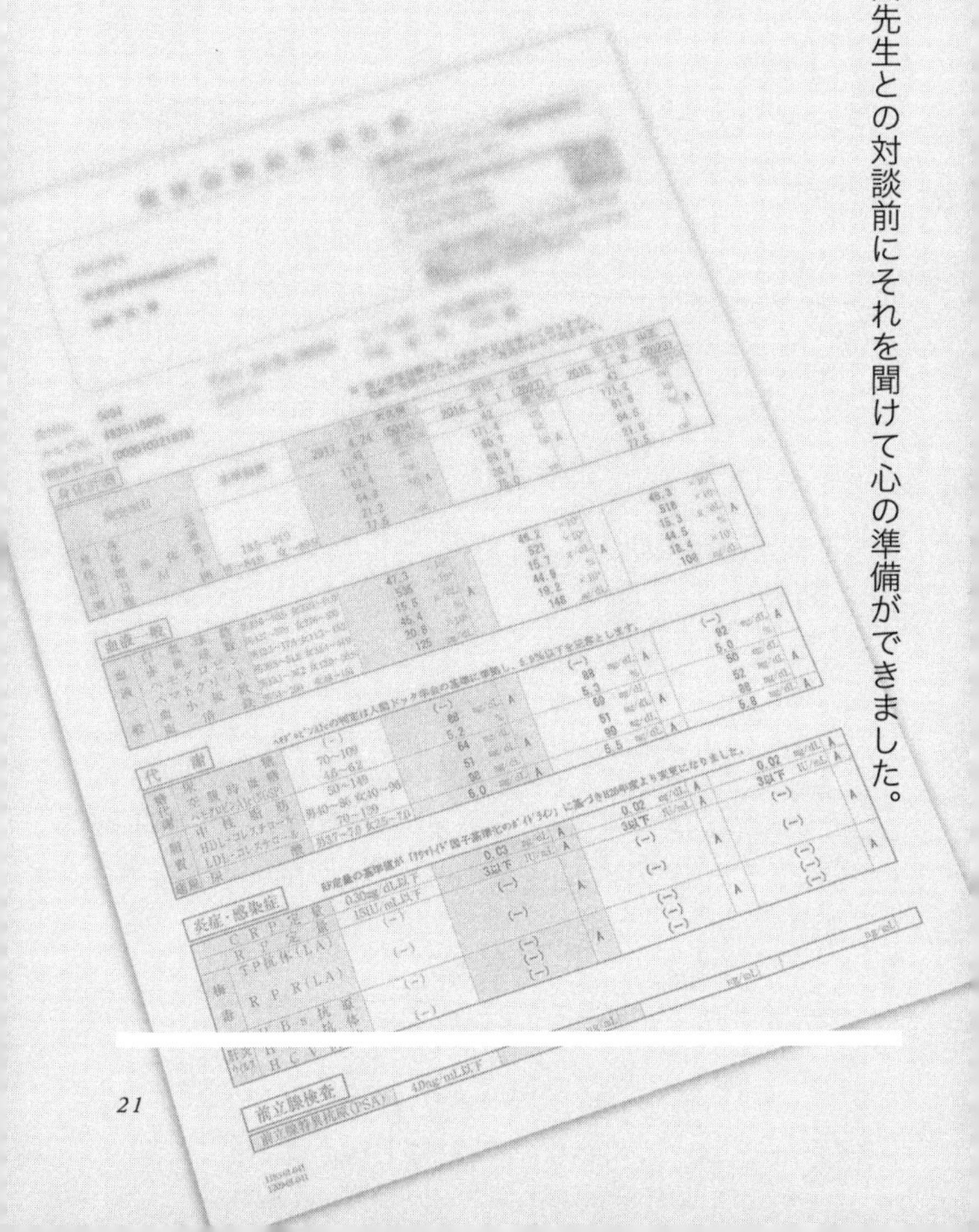

第1章

健診を受ける人ほど早死にするカラクリ

健診大国ニッポンの罠

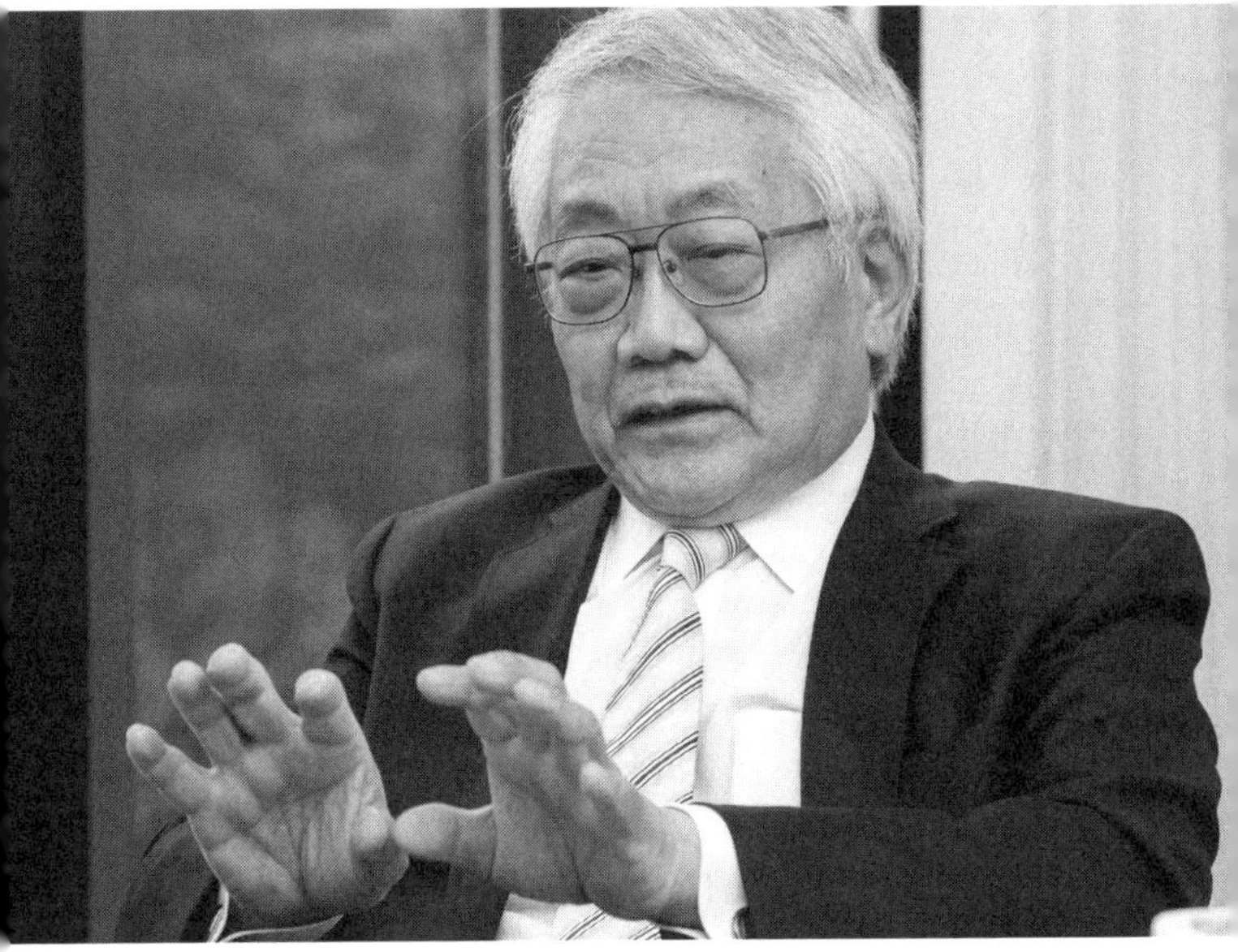

近藤誠

❖医者の僕が40年間健診を受けなかった本当の理由

僕は慶應大学病院の研修医になってから今まで40年以上、職場の健康診断、人間ドック、がん検診を受けたことがありません（以下、これらを含めて「健診」）。

だから自分の血圧も、血液検査の数値も知らないし、また放射線や内視鏡の検査もやらないので、からだ内部の様子もわからないままです。

健診に意味がないと思っていたから？

いいえ、僕は医学の徒。医療行為の価値を信じて医者になりました。

健診を受けなかったのは、面倒だったのがいちばんの理由。あと、こんなに元気なのに検査の必要があるのか、という疑問もちょっぴりありました。

そういう心情は多くの人に共通するようで、その当時、慶應病院の医師の半数は健診を受けなかったと聞いています。

でもやがて僕は、医学的な理由から「こりゃダメだ」と思い、健診を一生受けないことにしました。健診で本格的な病気になり、早死にすることがわかったからです。

❖健診を受けたがための「不幸」があることを知れ

まず明らかな害は「医療被ばく」です。

ことにCT（コンピュータ断層撮影）は危ない。放射線被ばくによる「発がんリスク」が高いのです。

英国での、22歳未満でCTを受けた人たちの調査では、たった一度のCTでも、脳腫瘍や白血病が増えることがわかっています（Lancet 2012;380:499）。

オーストラリアの未成年者の調査でも、CT被ばくで発がん率が増加することが明らかになりました。CT回数とともに発がん率は上昇し、CT1回につき発がん率が16%ずつ増えています。

図1は、CT回数と発がん率との関係を示したグラフで、横軸がCTの回数です。縦軸は、CTを受けなかった人たちの発がん率を「1・0」とした場合の発がん率です。たとえば「1・2」は、発がん率が20%増し、ということです。

これらは若年者での調査結果なので、年を取っていればCTを受けても大丈夫なのでしょうか？

確かに、若いほど放射線の影響が強く出て発がんしやすい、という意見もあります。

図1　CTの回数と発がん率

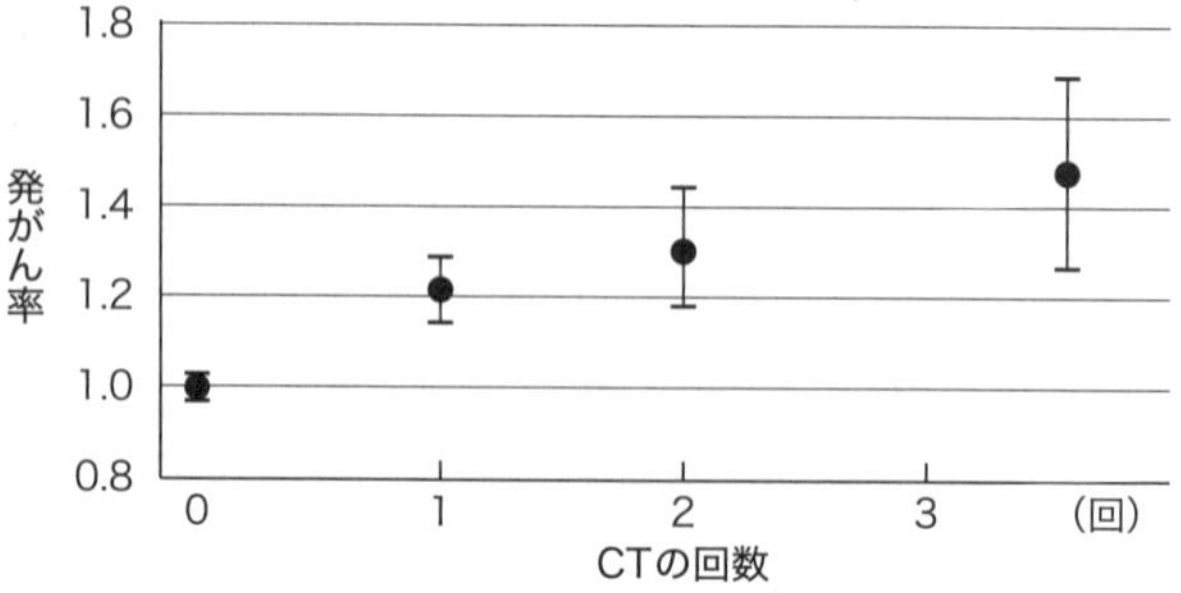

出典：BMJ 2013;346:f2360

しかしがんは「遺伝子の病気」です。農薬や放射線などの発がん物質によって正常な細胞の遺伝子が変異し、年を取るにつれ、それが蓄積していきます。そして「変異遺伝子」が一定程度たまると、がん細胞に変わるのです（拙著『日本は世界一の「医療被曝」大国』集英社新書）。

したがって年を取るほど「がん細胞に変わる一歩手前の細胞」が増えていきます。つまり一度のＣＴでも、発がんの引き金を引く可能性があるわけです。

❖欧米には職場健診も人間ドックも存在しない！

こりゃダメだ、と思った別の理由は、諸検査に関する「比較試験」の結果を知ったからです。――これは、多数の健康人を集めて二つのグループに分け、片方には検査をし、他方は何もしないでおき、両グループのその後を比較する試験です。

そういう比較試験をしてみたら、健診で実施されている種々の検査は、その効果が否定されました。それどころか、かえって死亡数が増えてしまった試験もあります。――論文を読んでそのことに気づき、こりゃダメだと思ったわけです。

そのうえ調べてみると、職場健診や人間ドックは、欧米諸国には存在しない制度でした。

理由は？

欧米の専門家や行政機関にも「健康人に定期的な検査をしたら、より健康になって、寿命が延びるのではないか」という考えがありました。ただそれを公共的施策として実施に移す前に、本当に健康になるのかどうか、寿命が延びるのかどうか、比較試験をして確認するのが欧米の流儀です。

そこで人間ドックのような健診の比較試験が合計14件（総被験者18万人）も行われたのですが、結果は「無効」。――そのため職場健診や人間ドックは実施されないまま、今日に至っています（BMJ 2012;345:e7191）。

❖なぜ、日本人だけが「胸部エックス線被ばく」をさせられるのか

読者にはたちまち疑問がわくはずです。

日本で職場健診や人間ドックが行われている理由はなんなのか、と。――まさにそれを明らかにしようとしたのが本書の目的です。

ここでは先に和田秀樹氏との対談では説明しきれなかったことに触れておきます。

まず、なぜ健診項目に「胸部エックス線撮影」があるのか?

導入した当初は、結核の撲滅が目的でした。第二次世界大戦中に多くの人が結核で亡くなられたため、戦後に、労働者や学童を対象とする胸部エックス線撮影が始められました。

ただし、それによって結核による死亡数を減らせるという研究や証拠はなく、「減るだろう」「減ってほしい」という、いわば「願望」が導入の根拠でした。

ところが、戦後の急激な経済復興によって国民の栄養状態や衛生環境が改善したため、結核で亡くなる人が自然にどんどん減ってしまった。それで胸部エックス線撮影が役に立ったのかどうか不明のまま推移します。

その一方、毎年繰り返される放射線被ばくにより、子どもや労働者が発がんリスクに

さらされ続けたことは間違いない。

そのため世界保健機関（ＷＨＯ）は１９６４年に、日本に対し、胸部エックス線撮影を中止するよう勧告しました。対談でも述べるように、現在ＷＨＯは、製薬会社の代理人のようになっています。しかしこのころの施策は、まともなものが多かった。各国の拠出金によって財政が賄われていたからでしょう。

日本はその勧告を無視し、胸部エックス線撮影を続けました。中止すると、結核予防会などの健診機関がつぶれ、官僚たちの天下り先が消滅するからでしょう。しかし結核の発症数や死亡数は減少する一方で、さすがに健診機関の命運は尽きそうでした。

そこに吹いたのが、世界的な肺がんの増加という〝神風〟です。官僚や専門家たちは、目的を「肺がんの発見だ」と言いかえて、職場での胸部エックス線撮影を続行しました。

でも、それによって肺がん死亡が減るというデータはなかったのです。

❖健診で肺がんを見つけるほど、肺がん死亡が増える

欧米はというと、胸部エックス線撮影の比較試験を実施しました。肺がん死亡数が減ることを確かめてから公共的施策に取り入れようと考えたのです。

米国での試験は、男性のヘビースモーカー9000人を二班に分け、片方は定期的に胸部エックス線撮影などをする「検診群」、他方は、なにかあったときに医療機関に行ってもらう「放置群」としました。

12年間にわたる試験期間中に発見された肺がんの数は、

【肺がん発見数】　放置群160人　検診群206人

と、検診群で46人多くなりました。

つまり「早期発見」に成功し、「早期治療」ができたので、肺がんで亡くなる人は減るはずです。ところが肺がんによる死亡数は、

【肺がん死亡数】　放置群115人　検診群122人

と、減るどころか、7人増えてしまった。つまり肺がん検診は「無効」かつ「有害」であることが示されました（J Occup Med 1986;28:746）。

このように無残な結果だったため、欧米諸国は、肺がん検診の導入を断念しました。

では日本はどうだったか？

厚生省は1987年の「老人保健法」の改正に際し、市町村に、胸部エックス線撮影を実施するよう義務づけました（以下、厚生労働省に改組した後も含め「厚労省」）。

読者は気づかれたでしょうか。これは前述した比較試験結果が公表された1年後のことです。つまり厚労省や健診業界の専門家らはグルになって、肺がん検診が無効であることを無視して制度化したわけです。

これぞ「無理が通れば、道理が引っ込む」ですね。この試験結果や経緯を知って僕は、肺がん検診の無効を悟るとともに、健診業界とそれを後押しする厚労省に絶望しました。またこのようなデータや経緯を世の中に知らしめていかねばならないな、とも。

なお同様の比較試験がチェコで実施されています。結果は同じで、検診によって肺がんの発見数は増えたけれども、肺がん死亡数も増えました。また、各種のがん、心筋梗塞、脳卒中、事故などすべての死因を含めた「総死亡数」も検診群で増えており、肺がん検診の有害性をいっそう際立たせます(Int J Cancer 1990;45:26)。

では他の、胃がん、大腸がん、乳がん、前立腺がん、子宮がんの検診はどうなのか。

結論を言えば、すべて無効・有害ですが、対談で話すので、先に進みます。

❖健診を受け、治療を受けて、かえって死を早めた人の現実

前に、14件の比較試験で健診が「無効」だった、と述べました。これは職場健診や人

間ドックのように、検査をしただけの場合です。

では異常が見られた場合に、医者が乗り出してきて「ああしろ」「こうしろ」と指図したらどうなるか。――それを教えてくれる比較試験が、フィンランドにあります。

がんが国民死因順位の1位である日本と異なり、欧米では「心臓血管病」が死因順位の1位なので、それを減らす目的で実施されました。

試験では、40〜55歳の健康な男性に健診を受けさせ、心臓血管病になりやすい人たちを選び出しました。具体的には、
・高血圧（上の血圧が160以上、または、下の血圧が95以上）
・高コレステロール（270mg／dl以上）
・高中性脂肪（150mg／dl以上）
・ブドウ糖を飲ませたあとの高血糖（162mg／dl以上）
・太り気味（標準体重の120％以上）
・喫煙（1日10本超）
という危険因子を、ひとつ以上もつ人たちです。「生活習慣病」の患者たちを選んだとも言えます。

図2　生活習慣病に医療介入する比較試験の結果

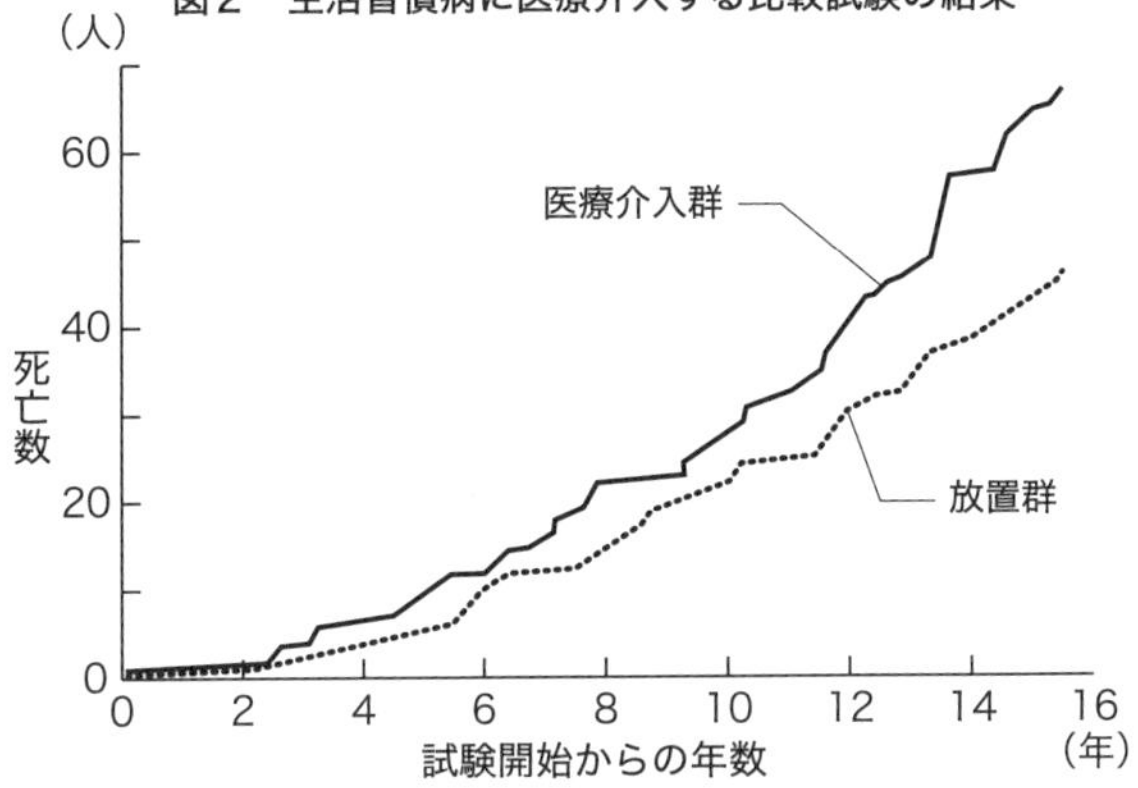

出典：JAMA 1991:266;1225

そういう1200人を選びだして二班に分け、片方はそれ以後なにも検査や指示をしない「放置群」としました。他方は、医者が定期的に面接して「やせろ」「タバコを吸うな」などと指示し、検査値が下がらなければ降圧剤などのクスリを処方する「医療介入群」です。

すると、15年にわたる試験・経過観察中の死亡数は、

【総死亡数】　放置群46人　医療介入群67人

と、医者が介入したほうが46％も多くなってしまったのです（図2）。

この結果を知ったとき、僕は驚くと同時に、「やっぱりな」と思いました。そのころまでにはいろいろ経験も積んで、元気な人たちに

医療を押しつけるとロクなことにならない、と感じていたからです。

この比較試験は、健診とそれに引き続く医者たちの介入が寿命を縮めることの、決定的な根拠です。

❖新薬開発のための比較試験はインチキだらけ

決定的とはどういう意味か？

一般論を言うと、比較試験には信用できるものと、信用できないものとがあります。製薬会社が資金を出して実施する「新薬開発のための比較試験」は信用できない試験の筆頭です。製薬会社やその社員がかかわっていれば、データ操作、つまりインチキは思いのままでしょう。

その好例は、がん治療薬の「アバスチン」です。大腸がんなどの特効薬だとして2004年以降、日本を含む世界各国で承認され、それから10年間の売上高は4兆3000億円！　そう聞くと、ますます特効薬らしく思えるでしょう。

しかしこのクスリは、承認されたこと自体が間違いです。

承認根拠となった比較試験では、患者たちの生存期間が若干延びて「有効」とされていますが、共同著者15人のうちに製薬会社の社員が7人も入っている。これではインチキのし放題でしょう。

実際、その後に実施された類似の比較試験では、アバスチンが「無効」であることが示されています。この試験は、製薬会社とは無関係な医師らが独自に実施したものです。

この二つの試験のデータを比べてみると、製薬会社が関与した試験ではインチキが実際に行われ、「有効」という結果がでっち上げられたことがわかります（以上は「近藤誠がん研究所セカンドオピニオン外来」のHP（http://kondo-makoto.com/）にアップしている「重要医療レポート⑨がん新薬の闇」に詳しい）。

このように利害関係者が関与した比較試験では、「有効」という結果を信用してはならないと言えます。

これに対し「無効」という試験結果は、たとえ製薬会社が関与していても、手放しで信頼できます。研究者や社員らが、自分たちに有利な結果を出そうと試験の遂行に一所懸命取り組んでも「無効」な結果しか得られなかったことは、「真実無効」であることの紛れもない証拠だからです。

話を戻すと、フィンランドの比較試験は、政府が資金を提供し全国的な規模で行われています。つまり試験は公正に実施されたと考えられ、その挙句の「健診無効」「死亡者増」なので、なおさら信頼性が高いわけです。

このように決定的な試験結果を、読者の多くは知らなかったことでしょう。健診関係者をはじめ、医療の専門家たちがこの比較試験に言及しないからです。つまり「情報隠し」です。――その理由はおわかりですね。

ただし、欧米の健診に対する態度はすばらしい、と考えると誤ります。欧米にも、データを無視して行動する医者たちがいるからです。がん検診に従事する医者たちです。

❖日本でも欧米でも、医者たちは「無効」とわかっている検査と治療をやめない

実は欧米では、前立腺がん、乳がん、大腸がん、子宮がんについては、死亡数が減るという確たるデータがない段階で、それらの検診がスタートしています。そしてその後に、がん検診が無効という結果が得られているのに、医者たちは検診業務を手放さないのです。――その理由はおわかりですね。

生活習慣病の分野でも、医者たちの態度は、日本と欧米とで変わりません。

欧米には制度としての、生活習慣病の健診こそ存在しませんが、クリニックの外来な

どで高血圧や高血糖などを見つけると、「病気」のレッテルを貼って、健康人を「病人」に突き落とし、クスリを飲ませています。

しかしそれによって、人々は本当の病気になっています。高血圧を例にとり、日本で実施された比較試験を見てみましょう。

ひとつは70～85歳の、上の血圧が150～180、下の血圧が90～100の人たち329人を集めた試験です。半数はクスリを飲ませる「降圧剤群」。他の半数はニセのクスリを飲ませる「プラセボ群」です。

約2年の試験期間に亡くなられた方は両グループとも1名ずつでしたが、脳梗塞の発症者はというと、

【脳梗塞の発症数】　プラセボ群5人　降圧剤群8人

と、6割増し。がんの発症者は、

【がんの発症数】　プラセボ群2人　降圧剤群9人

と、4・5倍になりました（臨床医薬 2000:16:1363）。

どうやら、ある種の降圧剤には発がん作用があるようです。

別の日本での比較試験では、プラセボを飲まされた人はおらず、全員が降圧剤を飲ん

でいます。クスリの強さを変えて、「厳格に血圧を下げる」グループと、「ゆるめに血圧を下げる」グループに分けたのです。

対象は、上の血圧が160以上の、65~85歳の4400人。厳格治療の降圧目標値は140未満。ゆるめ治療では、140~160にとどめました。そして試験期間中（2年）の死亡数はというと、

【総死亡数】ゆるめ治療群42人　厳格治療群54人

と、血圧を厳しく140未満に下げたグループで、死亡数が約3割増えてしまいました（Hypertens Res 2008;31:2115）。

この数値をもとに、日本の高血圧人口や140未満に下げられている人の割合などから計算すると、毎年2万人以上が余計に、降圧剤で死亡しています。

この試験は「日本高血圧学会」の重鎮らが中心となって実施されました。高血圧の「基準値」や「降圧目標値」を決めている専門家たちです。

驚くことに、自分たちが実施した比較試験でこのような結果が出たのに、高血圧学会は基準値や降圧目標値を変更しようとせず、今日に至っています。——そこからは「健康な人たちがバタバタ死んでもいいから、高血圧の患者を増やしたい」という意図が透

けて見えます。

❖人間ドックの代金は、医者の初任給の4倍だった！

本章の最後に、どうして人間ドックが始まったのかをお話ししておきます。

最初の人間ドックは1954年に、国立東京第一病院（現国立国際医療研究センター病院）と、聖路加国際病院で始められました。

その当時、人間ドックを受けた健康人がより元気になるとか、寿命が延びるといったデータは世界のどこにもありませんでした。それでも人間ドックを始めた理由は、二つ考えられます。

ひとつは、検査すればより健康になるのではないかという「考え」ないし「願望」です。

人がそう考え、願うのは自由ですが、医師の場合には、実地に移す前に、人間ドックでより健康になり寿命が延びることをデータで示す必要があります。

そのことは当時でも、世界の常識でした。現に英国では、結核の新薬を使い始める前に、比較試験を実施して、その結果を発表しています（Br Med J 1948;2:769）。——19

48年のことですが、「新しい方法を実施する前には比較試験が必要」という考え方は、あっという間に欧米の常識になりました。

つまり日本の、人間ドックの開祖たちはそういう知識がなかったか、知識があっても無視したわけです。前者とすれば医学のシロウトですし、後者とすれば医師や医学者の資格に欠けるでしょう。

人間ドックを始めた別の理由は「お金儲け」です。

数日間宿泊するのですが、代金は医師の初任給の4倍にも相当したといいます。お金持ち（ブルジョア）しか受けられないということで、ついたあだ名が「ブルドック」（うまい！）。

当時の人たちは、健診を受けると本格的な病気になったり、死亡することはご存じない。人間ドックを受ければ自分の財力をひけらかせるので、鼻高々だったでしょう。

このように人々の大いなるカン違いを活用して、医者たちはなにかにつけて医薬業界の繁栄をはかってきました。

著名な医師を崇める、人々の幻想も利用されました。人間ドックの開祖が誰かを知ると、読者も、その感をいっそう深くされるでしょう。

第 2 章
欧米では「健康診断・がん検診無効」が常識である

職場健診で寿命を縮める日本人

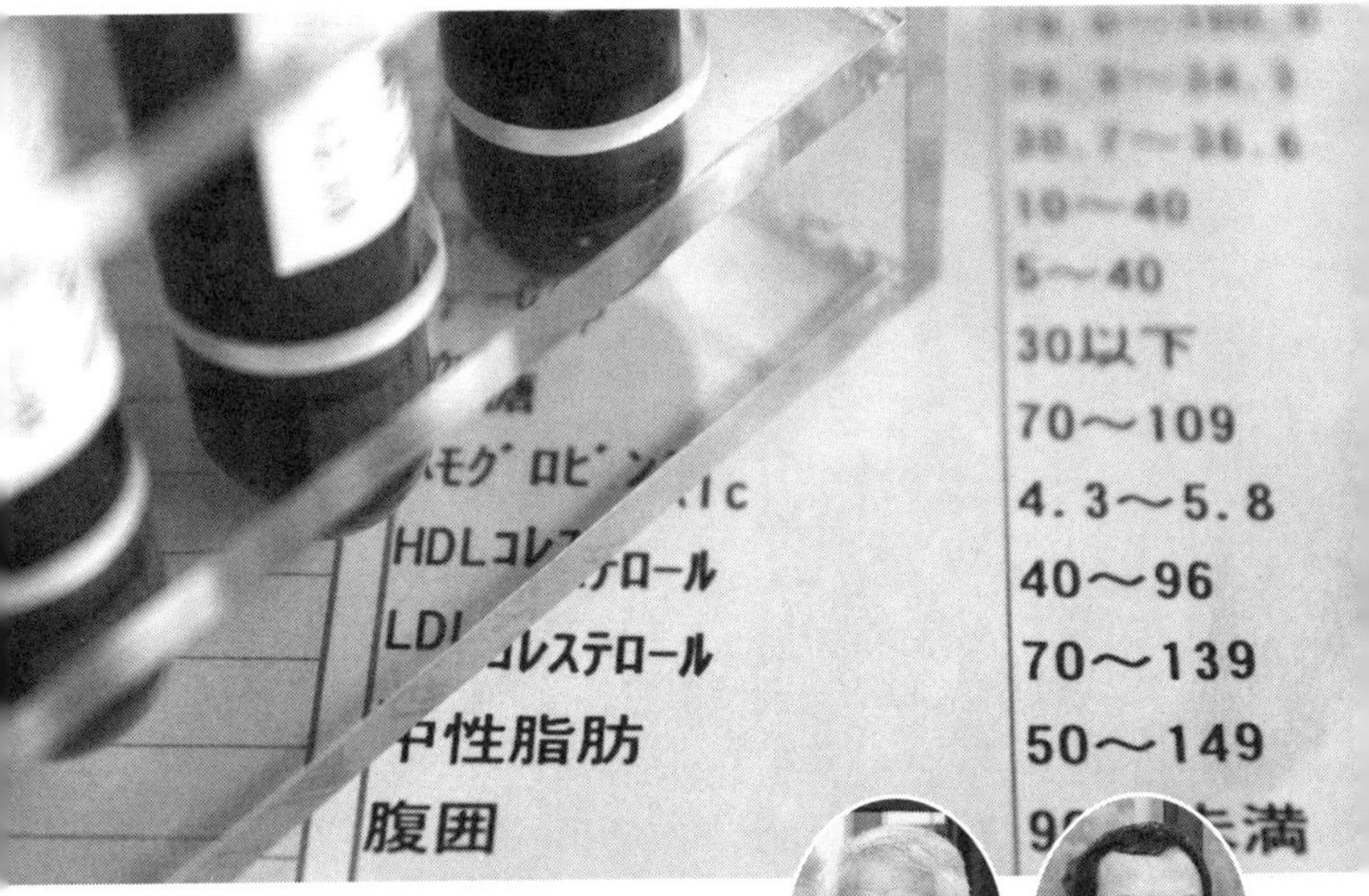

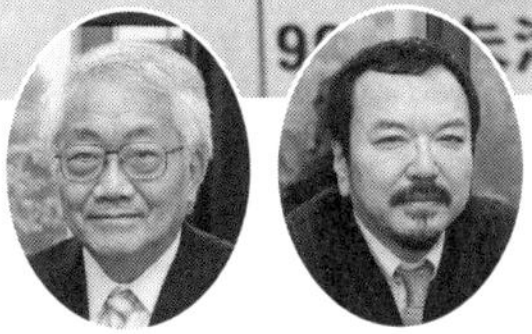

対談
近藤 誠×和田秀樹

❖年齢を問わず、血圧や血糖値をクスリで下げると体調が悪くなる

近藤　お久しぶりです。あれ、ひげを生やされたんですね。

和田　精神科医はヒゲを生やしたがる、っていう習性がありまして。僕は特に童顔だから、要するに少しでもエラそうに見せたい。それだけのことなのですが（笑）。

近藤　前回、『文藝春秋』で対談したのは2005年でしたか。

和田　13年前と今とで僕の考えがいちばん変わったのは、クスリで数値を下げることについてです。

「血圧や血糖値が高いからといってクスリで下げると、体調がおかしくなる。寿命が縮む」っていうのは、当時は、お年寄りに限ることだと思っていたんです。僕は高齢者医学が専門なので。

近藤　「年齢によって、クスリの効き方に、いい・悪いがある」っていう思い込みが、医者にも患者さんにもありますね。でも、よく調べてみるとほとんど変わらない。

　老人によくないものは、若い人にもよくないです。

和田　近藤先生にそう教わってから僕も少し勉強しまして……。そうか、クスリの害は

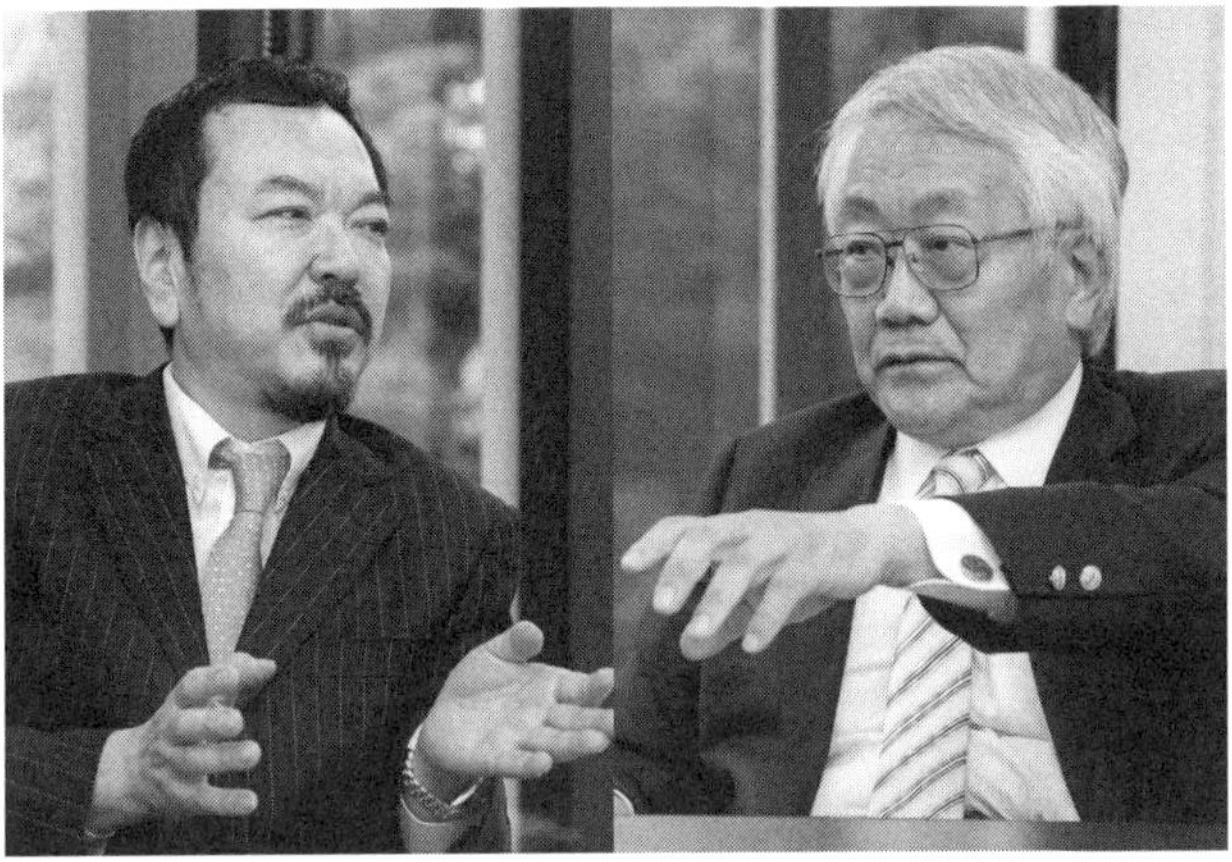

白熱する和田氏（左）と近藤氏（右）

年齢に関係ないんだと気がつきました。

近藤　血圧も、血糖値も、コレステロール値も同じで、年齢を問わず「数値をクスリで下げたら寿命が延びた」という証拠は、ひとつも出てないでしょう。

逆にクスリを使うと脳梗塞や発がんのリスクが上がる、早死にするっていうデータは山ほどあります。

和田　ＱＯＬ（生活の質）も落ちることが多いですよね。検査数値をクスリで「基準値」「正常値」に下げたら、フラフラしてよく転ぶようになったり……。

近藤　厚労省が「75歳以上は抗がん剤の延命効果が疑わしい」と発表したけど、これは75歳未満も同じことなんです。

❖「おまえはメタボだ、数値を下げろ」で年金減らし？

和田　それから、年を取って元気で長生きしている人は、ほぼ小太りでしょう。仙台の郊外の長期追跡調査でも、「太めの人が長生き」という結果が出ています。

近藤　小太りでメタボに該当する人たちがいちばん長生きなのは、はっきりしています。

和田　日本人の死因の1位、がんにしても、これは経験的な仮説ですが、栄養状態のいい人のほうががんになりにくいし、がんで死ぬ人も少ないのかなと。

近藤　その通りです。肉も野菜も糖質もバランスよく食べて「やせない」ことが、正常細胞を強く保ってがんを暴れさせないコツなのだから。

和田　いったい、なんのためのメタボ対策なのか。

近藤　２００８年にメタボ健診が始まると、〝異常〟と言われて医療機関を受診する人が急増しました。その効果を狙ったことは間違いない。

また08年からの7年間に、健診事業になんと１２００億円もの血税が投入されたと報じられています。

それだけのカネを使ってわざわざ「おまえはメタボだ。やせろ。数値を下げろ」って介入するのは、「早く死んでくれ」っていう運動なんだな、あれは。

和田　統計を見ると、やせている人は小太りのメタボの人より6年から8年ぐらい、早く死んでいますからね。

僕が想像するに、財務省がそのデータを見て、「メタボ対策をやればやるほど早死にする国民が増えて、年金を払う期間が6年ぐらい減るぞ」って思ってるんじゃないかと（笑）。

近藤　ありうる、ありうる（笑）。

❖年とともに血圧が上がらないと、脳に栄養と酸素が届かない

和田　血圧をクスリで下げるのも、ほんとにまずいですよ。「動脈硬化の予防のため」とされてるけど、40歳ぐらいになるとたいてい多少は動脈硬化になってるから、血圧を下げる意味なんてないでしょう。

近藤　それはいい発想です。

体にとって最も重要なのは脳で、血液に乗って栄養と酸素が脳に届けられます。ところが年を取るほど血管は硬くなり、細くなっていく。実は小学校の終わりぐらいから少

しずつ、動脈硬化って始まっているんです。

和田 だから、年とともに血圧が少し上がらないと、脳にちゃんと血液の中の酸素が届かない。当たり前の物理学がわかっていたら「動脈の壁が狭くなったのに、心臓が血液を押し出す力が同じでは脳に行く血液が減る」ことなんて、だれでもすぐわかるのに。

近藤 脳の重さは体全体のたった2％なのに、血液は全体の15％も脳に行く。それで体は必死に血圧を上げて、血流を保とうとしているのに、クスリで下げたらどうなるか。

和田 血が回らないと脳の働きが落ちて、記憶力や判断力、気力も衰えるし。ふらついて骨折する危険も高くなります。

近藤 それにクスリ自体の副作用もあります。せん妄（一時的に頭が混乱する）が起きたりして、意識障害の原因になりかねない。

❖クスリで無理やり数値を下げる愚

和田 コレステロールにしても、実は悪玉も含めて、低い人のほうが早死にしやすいのに。

近藤 コレステロールは体の細胞をつくる物質だから、これが少ないとがんや感染症にかかりやすくなるし、血管ももろくなって、脳卒中のリスクが高まるよね。

和田　血管を丈夫に保ってる成分なのに、逆の話になっちゃってる。

血中コレステロール値の低い人は、うつにもなりやすいっていうデータが出ています。

欧米で、追跡調査データ6本を分析した結論は「クスリや食事療法でコレステロール値を下げると、心臓病死亡のリスクは減るけれども、自殺、事故、がんのリスクが大きく上がる」っていう、ショッキングなものでした。

近藤　東京・小金井市の研究では、71歳のシニアグループを2年間追跡したら、コレステロールがいちばん低い人たちが、知的生活と社会的なコミュニケーション能力、つまり「知」と「心」の衰えが最も早かった。

和田　コレステロールの低い人は、ボケたり要介護になるリスクが高いわけです。

近藤　せっかく、その人の年齢や体質に合わせて、数値が絶妙にコントロールされて上がってくれてるのに、クスリで無理やり下げさせるなんて、全くもう。

和田　「学会」と称する団体も、ほんとによくやりますよ。わざと若い人たちの基準値を中高年以上に当てはめて、ちょっと数値が高いとボロクソに言って、みんなにクスリをいっぱい飲ませているんだから……。

僕は川崎の病院でお年寄りを診てるんだけど、今の70代、80代の人は正常値信仰のカタマリですから、血圧142だと、もう慌てるわけ。「先生、大変なんです。142だからクスリを飲んだほうがいいでしょうか」って。

でね、僕は「年齢に応じた適応現象だし、70代になったら142はむしろ低めぐらいですよ」って言うからいいけど、ほかの内科の医者はすぐにクスリを出すんだから。

近藤　年齢がいくつでも140あったら、クスリを出しますよね。やっぱりどう考えても、「高齢者を減らそう」というのが、いちばんの目的なのかもしれない（苦笑）。

❖30〜50代の間にやせさせておいてクスリ漬けにする計画

和田　そうですね。若い世代もね、さっき話に出たように「メタボはキケンだ」って脅しておいて、30〜50代の間にやせさせる。そしてクスリ漬けにして「正常値」「基準値」に下げさせておけば、10年ぐらいは早く死んでくれるだろうって。

近藤　これだけ老人が増えて、介護体制もすでに崩壊してるんだから、国はそのぐらいのことは考えてると思いますよ。

和田　だれが司令塔なのかわからないけど、ひょっとしたらメチャクチャ賢いやり方なのかもしれない（苦笑）。

近藤　子だくさん政策のほうは、いっこうに進まないしね。

和田　子どもを増やすいちばん簡単な方法は、収入を増やすことですよね。

結婚がちゃんと続いている夫婦の平均出生数は、実は約50年前からほとんど変わっていなくて、2に近い数字です。つまり未婚が少子化の最大の原因です。

男性の生涯未婚率が2割を超えたけど、その7割ぐらいは経済的理由でしょ。だから貧困対策をやらないと子どもは増えないのに、国はやりたくないわけです。

近藤　日本の2016年末の対外純資産残高は349兆円もあって、26年連続、世界一の債権国、つまりカネは持ってるんだけどね。

和田　上にばっかりカネが貯まってる。そのカネで貧困政策をやって貧困率を下げるほうが、健診なんかやるより国民はよっぽど健康になるし、子どもも増えるのに。

貧困者ほど栄養が偏ったり不足したりするのは、世界の常識ですから。

近藤　いやいや国、というより厚労省は、この先もあの手この手で健診を推進しますよ。だって、職場健診を義務にしてうるさく言うだけで、いくらでも病人をつくりだせて、それを治療してくれたら、莫大なカネが医薬業界に流れこむんだから。

和田　国民の健康のことなんて考えてない。
近藤　あなたがたは早く死ぬかもしれないけど、医薬業界にカネを落として盛り立ててください、ってこと。
　製薬会社の利益をはかる「日本製薬団体連合会」の理事長には長年、厚労省出身者が就いているのが象徴的です。

❖健診や人間ドックの延命効果を証明するデータは皆無

近藤　「基準」とか「正常」という言葉に日本人は弱くて、「人並みになりたい」って頑張るんだけど、自分の体に合うように調整されている数値を他人に合わせたら、調子が悪くなるのが当たり前で。
和田　だいたい日本では、血圧や血糖値の基準値は適切なのか、検査数値をクスリで下げたら延命するのか、っていう根本的な議論や調査が、ほとんどされないですよね。
近藤　あとで詳しく話しますけど、健診も人間ドックも「病気を早いうちに見つけて、早く治療すれば寿命が延びるはず」っていう思いつきから始まってね。50年以上続いてきてるけど、延命効果を証明するデータは、一切なにもないんだ（笑）。

和田　僕がアメリカに留学していたとき、病院に保険会社からしょっちゅう問い合わせの電話がかかってきていました。

保険会社はムダなカネを1セントも払いたくないから、「これは不要なクスリではないのか」「治療のエビデンス（医学的根拠）はあるのか」「どんな効果が期待されるのか」って細かく突っこんできて、確認が取れないと治療費の支払いを拒否するわけです。

一方で、クスリを減らす研究をしている医者もたくさんいて、保険会社がスポンサーになっていました。

近藤　日本の医療ワールドはみんな持ちつ持たれつだから。

和田　製薬会社と大学病院と学会がズブズブであやしい基準値を掲げ続け、ムダな検査、ムダな投薬を続けています。

近藤　そして心配性の国民はひんぱんに検査を受けて、みんな「異常」を指摘されて寿命を縮めているわけ。

❖職場健診も人間ドックも、日本だけの「奇習」

近藤　健診を拒否したくても、会社員は強制されるからつらいよね。あるコンビニでは、健診を受けない社員とその上司のボーナスをカットする制度まで取り入れてるでしょう。
僕が慶應病院に勤めていたころも執行部から毎年、「今年こそは受けてください」って、圧力がすごかったですよ。

和田　医学的根拠もなく１９７０年代に「労働安全衛生法」なるものがつくられて、社員に健診を受けさせることが義務になって、違反すると50万円以下の罰金です。

近藤　これは本当にひどい。基本的人権の侵害で、憲法違反だと僕は思っています。

和田　職場健診は過去何十年にわたって毎年、数千万人が受けていますよね。

近藤　みんな素直に「受けることはいいことだ」と信じているけど、さっきも言ったように、受けたらより健康になる、寿命が延びるっていう証拠はなにもない。
職場健診は、欧米には存在しない「奇習」です。

和田　受けさせられる側は、勉強して賢くならないと。

近藤　痛いとか苦しいとかの自覚症状があって受ける検査と違って、人間ドックも含む健康診断は「いま健康な人」が対象だから、検査のメリットははっきりしません。
その一方で放射線検査だけとっても、発がんリスクというデメリットが明らかにある。

和田　デメリットは教えてもらえないから。

近藤　医者たちがなにを「語らないのか」を知ること。そして自覚症状がないなら、あらゆる検査や人間ドックを受けないに限ります。
逃げられないときは、最低限の身長体重と血液検査ぐらいにする。胸部エックス線検査は「被ばくが怖い」と言って避ける。
結果は見ない。見てしまっても無視することです。

和田　そうですね。まあ、貧血ぐらいはチェックして、場合によって鉄分を摂ったりするのはいいかな。

❖「病気かもしれない」という暗示にかかりやすい日本人

和田　日本だけでこんなに定期健診や人間ドックが広まったのは、「病気かもしれない」という暗示にかかりやすい、国民性の問題もあると思うんです。

近藤　確かに、日本人はまじめで不安症だから「自分の体にちょっとでも異常があるなら正常にしなければ。なんとしても健康であらねば」って思い込みやすい。

和田　ちょっと考えてみると、年を取るにつれてあちこち痛みが出たり、ガタがくるのは当然のことなんだけど。

近藤　自然現象だと思っていちいち気にしないで、食べたいものをバランスよく食べて、めったなことでは医者にはかからない。

するとストレスと無縁の、健康的な生活を送れます。

それこそが、長生きの秘訣なんだけどね。

和田　実際にはみんな「こういう症状が出たら、○○という病気かもしれませんよ」っていう囁きに、すごく弱い。

そこにつけ込んで「検査をして、数値が異常だって脅して病院に足を運ばせて、クスリ漬けにして製薬会社が潤う」という仕組みが成り立ってるわけです。

テレビのCMも、手を替え品を替えて健康不安を煽っています。

近藤　国民が医療に期待しすぎているところもあるし。戦時中にみんな「神風が吹く」って信じてたように、非科学的なことが大手を振ってまかり通りやすい国なんだよね。

医者とマスコミの言うことを素直に聞いて、素直に従ったことで不幸に見舞われるなんて、ほんとにばかばかしい。

❖「文句を言わない国民性」のルーツ

近藤　それにしても、健康というプライバシーをこんなにがんじがらめにされて、なぜ日本人は平気なのかという疑問がわくよね。

健診データだって高度な個人情報なのに、会社にチェックされ放題で……。

和田　飼いならされちゃってる（苦笑）。

近藤　そう。その「文句を言わない国民性」のルーツをずうっとたどっていくとね、江戸時代まで遡るのかなと。いまの官僚制って、江戸時代に完成してるから。

和田　そうですね。

近藤　250年続いてね。それぞれの藩も、ときどき「お家お取りつぶし」はあるけど基本的に、いったん認められるとずっと存続できた。

大名が早く死んで幼い子が跡を継いだり、バカな殿様が生まれてもずっと続いたのは、それぞれの藩でも徳川家でも、官僚システムがしっかりしてたわけです。

和田　そこが実にうまいところで、民衆を「生かさぬように殺さぬように」っていうシステムを作りあげていたんですよね。

飢え死にが大量に出たら反乱が起こるから、死なないギリギリのところまで追いこんで。

飢え死により「ちょい上」ぐらいのレベルを保つと、死なないから文句が起きないうえに、反乱する元気がなくなるんだって聞いたことがあります。

近藤　それは、ありうるなあ（笑）。肉食を禁じたりね。これは肉を食べようとして牛馬を牧畜化すると飼料がいっぱいいるから、人間の食べるものがなくなっちゃうっていうのが大きかったと思いますよ。

だけど、殿様たちはしっかり肉を食べていたんだから。

和田　肉を食べると長生きできることを、経験的に知っていたんですよね。

❖会社は健診データを使って、病気予備軍を「排除」している

和田　官僚システムといえば、先ほど近藤先生が「高度な個人情報である健診データを会社にチェックされ放題」っておっしゃったでしょ。

たとえば「ストレスチェック」っていうのが始まって、あれは表向き「会社は内容を知っちゃいけない」ってことになっているんですね。

ところが通常は、健康診断のデータって、会社に丸わかりなわけです。

そして検査データが異常アリの「赤」だらけの人を見ると、みんなウソの医療を信じ

てるから、「この人は病気予備軍だから、重要な職務にはつけられない」みたいな、戦力外通告の材料に使われる危険性が、けっこうあると思うんです。

近藤　そうですね。がんなんて見つかると一発でアウト。

和田　実際には、がんになっても長生きできる人が日本にはいっぱいいるのに、がんになったとたんに肩をたたいたり、窓際族にしたり……。

近藤　つまり健康診断システムってね、人々を保護するっていうより「排除」のシステムなのね。

和田　僕もそう思います。健康診断を受けなくても排除されるし、健康診断を受けて異常値が見つかったのに、医者にかからないでクスリを飲まないとまた排除。

去年の異常値が今年も改善されてないと「おまえは健康管理がなってない」って、これも排除。結局、ものすごく優秀で「こいつは余人に代えがたい」っていう人だけ残したいけど、日本という国は簡単にリストラはできないから、健康を理由に排除できると便利なんです。

これからAI（人工知能）の時代になると、最前線で本当に必要な人材は1％で、残りの99％はいらなくなる可能性があるわけだから余計に。

❖「生活習慣病」というネーミングの妙

近藤　日本の官僚システムは、行政用語の使い方も実に巧み。「人間ドック」なんかもそうだけど、医療界には天才的なネーミングがいろいろあります。それは学術用語ではなくて、行政用語なんだ。

たとえば、がん、心疾患、脳血管疾患なんかは、昔は「成人病」と呼ばれていたでしょう。

和田　それが1996年に突如として「生活習慣病」に変わりました。

近藤　「成人病」を「生活習慣病」に改めようと決めたのは、公衆衛生審議会っていう、当時の厚生大臣の諮問機関ですよ。

和田　これは、受ける印象が全く違います。

近藤　「成人病」と言われると「老化現象だから仕方ない」って感じがするけど、「生活習慣病」になると、ライフスタイルを変えれば予防できる、というイメージでしょう。

和田　「自己責任で健康管理を」と言われてる感じがする。でも現実には、フィンランドの研究でもわかるように、健康管理にこだわりすぎると、実は逆効果になるわけです。

近藤　タバコ以外は、ライフスタイルを無理に変えるとかえって寿命を縮めるんだけど、国にとっては「生活習慣病」というネーミングのほうが、ずっと都合がいいわけ。

たとえば、がんを減らすには食物や環境中の発がん物質を減らすことがいちばん大事で、それは行政がしなくちゃいけない仕事。

だけど、人々は「がんを防ぐ生活習慣」のほうに気をとられてくれる。それから「大人になってかかる病気はほぼ老化現象」ということにも、気づきにくくなります。

和田　作戦は大成功でしたね（苦笑）。

近藤　「生活習慣病」のネーミング一発で国民は「カラダにいいことを、なにかしないと」って、右往左往するようになって、健診が盛んになって、官僚、医療界、製薬業界、製造業界、食品業界……各方面に莫大な利益をもたらしたことは間違いない。

結局、職場健診やがん検診は、土木工事なんかと同じ〝公共事業〟なんです。税金から資金を補助し、産業を保護・育成しているわけ。

それこそが行政の真の目的なんでしょう。

❖解熱剤の副作用を「インフルエンザ脳症」と名付けてワクチン復活

和田　医療のいろいろな分野に、そういう絶妙なネーミングがありますよね。

近藤　目的をもってやってる人たちがいるから。

ワクチンも公共事業。たとえばインフルエンザワクチンもね。いっとき訴訟が続いて、1990年代の初めに、学童への接種をいったんやめたんです。

それまでは毎年1千数百万本が子どもたちに打たれていたのが、1994年に30万本に減った。現実にも、インフルエンザにかかる人は戦後どんどん減って、ふつうの風邪と見分けがつかなくなって、90年代には患者は2万人ぐらいしかいなくなっていたわけ。

そこから国は巻き返しに出たんだ。

和田　これもネーミング作戦で。

近藤　そうそう。「どうもインフルエンザ脳症があるらしい」と言って調査をして、一方で厚労省が「インフルエンザでこんなに死んでます」って情報を流したんです。

和田　「インフルエンザ脳症」って、日本にしかないと言っていい言葉ですからね。

近藤　脳症が起きるのは解熱剤の副作用で、正式な名前は「ライ症候群」。つまり薬害なのに、「インフルエンザ脳症」と名づけて、インフルエンザのせいだと思い込ませる。

それでワクチンの接種率はまたぐんぐん盛り返したんです。

和田　日本の役人が賢いのは「どうやったら記事になるか」が、とってもよくわかっていること。記者クラブもありますし。

警察にしても文科省にしても、たとえば少年が事件を起こしたら、法律を変えて厳罰化したい。だけど統計では殺人事件も少年犯罪もどんどん減っているから、ニュースを使って、自分たちの都合のいいように法律をつくっていくでしょう。

近藤　日本人は空気で動くから。

和田　ニュースやワイドショーで騒げば、統計数字なんてどこかに飛んで、国中が大騒ぎになりますから。それが日本の役人のやり方なんです。

❖健診は、健康人を病人に仕立てる錬金術

近藤　はっきりしていることは、ごはんがおいしくてふつうに動けるなら、いまの体調がベストなんです。

どの比較試験のデータを見ても、健康な人に見つかる「病気」は治療しないほうが長生きできる。

和田　クスリを飲むことで血圧が下がる、血糖値やコレステロール値が下がる。これは化学反応で、薬理を知っていればその種のクスリはつくれます。動物実験のデータを、人間に使えると信じさせることもできる。

近藤　ところが、試験管内や動物実験のデータと「ヒトに効くかどうか」は全く別でね。

和田　そこなんです。たとえばあるクスリを動物に使うと、糖尿病を予防するといわれるホルモン「アディポネクチン」が出る。これはいかにも体によさそうです。

でも、人間がそのクスリを飲んで本当に健康になるかどうかは、5年後、10年後の結果を見ないとわからないですよね。

近藤　大切なのは「そのクスリを飲んだ人たちは明らかに脳卒中が減った」とか「死亡率が下がった」という証拠。

そこがはっきりして初めて、治療に意味があることになるんですけど。

和田　日本では、その評価がほとんど行われないままクスリがどんどん使われています。

近藤　本当に痛い・苦しいという人が病院に行くだけでは、医療産業はつぶれるから、隙あらば健康な人を病人に仕立てようと、手ぐすね引いているわけ。

❖がん検診はひとつも命を救えない、という論文

近藤　がん検診にしてもね。〝なぜ、がん検診は「命を救う」ことを証明できていないのか〟。これは権威あるイギリスの医学雑誌『ＢＭＪ』に載った論文のタイトルです。

和田　世界の医療界がショックを受けた論文ですね。

近藤　だって、世界中のデータをまとめて分析してみたら「がん検診でそのがんの死亡率が減るかもしれない」という報告はあっても、「総死亡率が明らかに減った」という論文はひとつもなかった、というんだから。

和田　がん検診が普及すればするほど、意味のない検査と不要な治療がひたすら増えるだけで、がんで死ぬ人はちっとも減っていないですよね。

近藤　がん検診のいちばんの問題は、ちょっとした変化まで「がん」と疑われ、精密検査や治療のベルトコンベアに乗せられることです。

元気でごはんもおいしいのに、健康診断、人間ドック、市のがん検診などで「気になる影や数値」「がん」が見つかる。

するとと「詳しく調べましょう」とせかされて。肺に内視鏡を入れて組織を採る「生検」では、大出血して死ぬこともあるんだから。

和田　肝臓がんの腫瘍マーカーも当てになりませんよね。採血して、がんがあると血中含有量が増えるとされている物質を測定するんだけど。

近藤　その検査基準が「健康な人の上から5％に当たる量を超えたら、がんの疑いありと診断する」という乱暴なものでね。

問答無用で100人中5人が、「がんの疑いあり」にされて精密検査させられる。根拠も何もあったもんじゃない。肝臓がんの割合って100人中たった0・05人なのに。

和田　肺がん検診は、さっき話が出た被ばくの問題もあるし。

近藤　日本の成人の半分近くが肺がん検診を受けさせられているけど、早期発見した人のほうが多く死ぬことがわかって、欧米ではとっくに否定されています。

和田　なのに日本では、会社員や公務員にもれなく年に1回以上、肺がんのエックス線検査を含む健診を受けさせることを、国が「雇い主の義務」にしていますからね。

子宮がん検診もひどい。

近藤　このがんで死ぬ数千倍もの女性に「異常」が見つかって精密検査をされ、切除手術などに突入して命を縮める人も少なくありません。

❖ほっとけば死ぬまで悪さしない前立腺がんを、わざわざ見つける愚

近藤　いま日本人男性のがんでいちばん数が多いのは、前立腺がんでしょう。血液成分を調べるPSA検診が普及して、患者さんが以前の何倍にも増えています。
　でもね、実は、死後解剖すると50～60歳の男性の半分、80歳になると9割に、「潜在がん」と言われる、おとなしい前立腺がんがあるのね。

和田　それは僕も浴風会で経験していて、高齢者の遺体を解剖すると、がんが死因じゃなかった人も、大多数はどこかにがんが見つかっていました。

近藤　ほっとけば死ぬまで悪さをしないのを、わざわざ見つけ出してる。
　しかも、がんと診断するには「針生検」が必要で。股間から何本も針を刺して組織を採って細胞を調べるんだけど、「数打ちゃ当たる」で、針の数が多いほどがん細胞が見つかりやすいんです。
　だから、昔は6本ぐらいだったのが、今は12本とか20本とか針の数が増えて、その分、後遺症も増えて入院したり、運が悪いと死んだりしているわけ。

和田　前立腺炎になったりすると大変ですよね。

近藤　それで発見数はすごく増えてるのに、前立腺がんで死ぬ人は減らない。

アメリカ政府の予防医学作業部会は、ＰＳＡ検査が死亡率減少に役立つかどうかを検証して、「健康な人がＰＳＡ検査を受けることを推奨しない」と発表しています。つまり「やめておけ」です。

和田　ほとんどのがんが、発見数はどんどん増えているのに死亡数は横ばいですね。

近藤　そう、欧米では発見数が増えても死亡数は変わってないんだけど、日本ではむしろ死亡数が少し増えています。治療で死んでいるんでしょう。

❖無効と知りつつ「失業対策」で肺がん検診がスタート

近藤　肺がん検診は、健康な人を「定期的にエックス線検査やＣＴ検査をやるグループ」「症状が出てくるまで検査を受けないグループ」の二つに分けて追跡すると、総死亡率は同じか、検査を受けたほうがたくさん死んでいます。

実は日本の肺がん検診は、結核が過去の病気になりつつあった時代に、検診従事者の失業対策として始められたんです。すでにアメリカで、「肺がん検診は無効」という大規模試験の結果が出ていたのを無視して。

和田　失業対策でしたか。

近藤　それから胃がんについては、きちんとした比較試験はないんだけど、統計を見ると、やはり発見数は増えているけど、死ぬ人の数は変わらない。これも「もともとほっといていいものを発見している」ことがわかります。

和田　そこでみんなが騙されるのは、胃がんの発見数が増えて死ぬ人が変わらないと、がんが発見された中での死亡率は、下がったように見えてしまう。

近藤　そうですけど、死亡率ではなく「死亡数」が減ったかどうかが肝心です。これについては長野県の泰阜《やすおか》村の例がわかりやすい。

胃がん検診をしていた時代と比べると、一切やめてからでは胃がんで死亡する数が3分の1ぐらいに減ったというんです。

和田　そうですよね。しかし日本の医者たちはずるいから、「昔よりたくさんがんになっているのに治療が進歩したから、これだけしか死んでない」って説明しています。

近藤　前立腺がん、乳がん、甲状腺がんの発見数の増加は、世界で指折りの医学誌『ニューイングランド・ジャーナル・オブ・メディスン』で、「発見数が何倍にも増えたのにがん死は減っていない。がん検診は無効だ」っていう証拠として使われています。

なのに、日本では反対のことを吹聴し続けてる……。

早期胃がんを治療せず、その自然経過をずっと見た報告を集めたことがあるんです。40人弱の患者の中で進行がんになった人はゼロ。ひとり亡くなったけど、それは最初から転移があって、胃袋を取られて損したケースでした。

早期がんを発見したことが、ひとりも役に立っていなかったということです。

❖喫煙率が下がっても肺がんが増える理由

和田　ひとつ疑問なのは、喫煙率がどんどん下がっているのに、肺がんがすごく増えていることなんですけど。

近藤　これは大気汚染のせいだと、僕は思っています。

まず肺がんを分類すると、小細胞肺がんっていうのが10%ぐらい。残りの9割が非小細胞肺がん。これは大きく3つに分かれて、ほとんどは扁平上皮がんと腺がんです。

昔は扁平上皮がんが多くて、だいたいが喫煙関係。それが禁煙の影響でどんどん減って、いまは腺がんが増えています。

和田　そうなんですね。

近藤　がんができる場所がね、違うんです。扁平上皮がんは気管支の根もとによくできる。いま増えてる腺がんは「末梢」っていうんだけど、根もとから遠く離れたところに多くできます。

タバコの煙だと、気管支の太いところで止まって、そこにタールが付着して発がんします。

これに対し気管支が細くなる「末梢」まで届くのは、大気汚染物質のPM2・5みたいな微粒子で、それで末梢にできるがん、つまり腺がんが増えたと見ています。

だからやっぱり「タバコは肺がんの原因になる」と考えておいたほうがいい。

和田　それと警察が交差点に立って渋滞をつくっているのにも問題があるかもしれませんね（笑）。

❖脳ドックも日本にしかなく、被害者多数

近藤　そうそう、脳ドックも日本にしか存在しない「奇習」です。MRI（磁気共鳴撮影）で脳動脈瘤を見つけ出して、破裂を防ぎましょうっていうのが能書き。

1980年代に「脳卒中を予防できるんじゃないか」っていう希望的観測から生まれて、いま脳ドック専門とか、人間ドックのオプションとしているところとか、施設は全

国に600以上もあります。

和田　これも根拠がないんですよね。

近藤　そうです。MRIで見つけた脳動脈瘤を手術するメリット・デメリットについて調べたヨーロッパの研究の結論は、「手術すると少し寿命が延びる可能性はある。しかし残りの人生を神経マヒで過ごす人が増えるため、結局、手術は勧められない」。

だから日本だけで脳ドックが広まった真の理由は金儲けだと思うんだけど、ひどい話ですよ、被害者をいっぱいつくって。

和田　訴訟もいっぱい起きてますね。

近藤　だって、元気だった人が寝たきりになったり、死んじゃうんだから。

そういう訴訟で勢いが衰えるかと思ったら、脳ドックはいまだに増え続けてますよね。

和田　たぶんクリッピング（全身麻酔下で開頭し、顕微鏡を使って脳動脈瘤の根もとの部分を、血管の外側からクリップではさむ）とか、カテーテル（細い管）を入れて内側から詰める、ぐらいの手術であれば、うまい外科医なら失敗しませんよね。

近藤　おそらく。保証はできませんが。

和田　だから、うまい人が手術するなら患者さんは安心感を得られるから、そう悪いことじゃないんだけど。

群馬大学の、腹腔鏡手術でいっぱい死なせた医者もそうだけど、問題は、日本にはヘタな医者が多すぎるんですよ。9割はヘボ医者だから怖い。

近藤　ただ脳動脈瘤のカテーテル治療も、かりに手技が成功しても、そのあと脳卒中になるとか、いろんなことが起きますよね。

和田　僕が脳死反対運動をずっとやっていたとき、心臓移植医たちに「おまえらのせいで心臓移植ができない。そのせいで、救える命がどれだけ救えないと思うんだ」って言われたんです。

でもアメリカだと心臓移植を年に何百例もやっていて、うまいわけ。日本はほとんどやってないんですから、腕が信用できるわけがない。

❖腕のいい脳外科医が執刀しても、神経マヒなどが続出

近藤　脳動脈瘤のクリッピングの場合、前述した研究では、きちんとした施設で、きちんとトレーニングされた脳外科医がクリッピングをやっても、やっぱり障害が多く出るから、これはやめておけっていう結論でしたね。

和田　だから日本では命取りになるわけですね。

近藤　心臓のバイパス手術についてもおもしろい話があって、まずアメリカの退役軍人を相手に比較試験をやったんです。

そうしたら、最初のうち内科的治療よりバイパス手術のほうが成績がよくて、そこからワッと世間に広まった。でも、そのあとずっと追跡調査したら、結局差が出なかったという。

和田　うまい人がやってもそうなんですね。

近藤　あと、画像診断が発達したことも問題で。いまCT検査なんかやると、心臓の冠動脈が狭くなっているのはいくらでも見つかる。

そうすると「これは狭心症」だとか言って動脈を広げるステントを入れるんだけど、実はこれが必要ない。ふつうに暮らしているんだから、自然のバイパスができているってことなんです。

和田　それ以上によくないと思うのは、ちょっと心電図異常があったり、CTで動脈瘤が見つかっても手術をしないと、ニトロ（ニトログリセリン。心筋梗塞や狭心症の治療薬）系のクスリを出されるじゃないですか。

あれを慢性的に飲んでると、かなり危ないですよね。よくバイアグラで死んだっていう話を聞くけど、あれもニトロと併用している人ですからね。

それに、脳ドックで運よく「脳動脈瘤は経過観察にしましょう。その代わり血圧は厳密に下げましょう」ってなると、血圧を100ぐらいまで下げさせられますからね。

近藤　それはフラフラして、事故死しちゃう。

脳も心臓も検査なんて受けるもんじゃないんだ。

❖マンモ検診で女性は医療の被害者になりやすい

和田　女性は医療の被害者になりやすいと、近藤先生は指摘されていますね。

近藤　女性は子どもを産むという役割がある関係で、生理的な変化やアップダウンが激しくて、体の不調を感じて病院に行く機会が多いでしょう。

本来それは、いわば自然な変化なんだけど、そこでなにか「異常」が見つかって病名をつけられて病人にされてしまい、結果として医療被害者になりやすい。

しかも、やる必要のない手術によって、生殖臓器である子宮や卵巣、あるいは乳房を失いやすいんです。

和田　特に乳がん検診で受けるマンモグラフィは有害だと。

近藤　全く無意味有害です。ここ十数年、マンモ検診が盛んに行われるようになって、乳がんの発見数は80年代のそれの3倍以上に増えています。

しかし、乳がんの死亡者数は全く減っていない。

海外の比較試験でも、約9万人の被験者を「マンモ検査あり」「なし」のグループに分けて追跡したら、定期的にマンモ検査をやっても、がん死亡者数が減らないことがわかっています。

和田　スイスではマンモ廃止が勧告されてますね。

近藤　マンモだけで見つかる乳がんは99％以上、進行も転移もしない「がんもどき」。なのに、マンモ検診を受ける女性たちは、痛い思いをして放射線を被ばくします。「がんの疑いあり」とされると、太い針を刺されて組織を採られ、乳がんとわかると、大切な乳房の全部あるいは一部を切り取られる。おまけに、毒薬である抗がん剤を投与されるし、劇薬であるホルモン剤にいたっては、5年から10年もの長期にわたって飲まされる。

不安やストレスもすごいです。

和田　踏んだり蹴ったりだ。

近藤　日本では、なんの意味もないマンモで心身が傷つき、乳房を失い、抗がん剤治療まで受けさせられる災難を、毎年何万人もの女性が被っているんです。

あと、これも商売優先なんだけど、乳房再建術とセット売りの乳房全摘手術が増えているのもひどい話。

世界では乳房温存療法が主流で、乳房が残ったほうがいいに決まっているのに。僕のところに相談に来る患者さんで、全摘出が本当に必要だった人はほとんどいませんよ。

❖著名人の「乳がん検診、受けて！」のひとことで、若い女性が殺到

和田　これまでマンモ検診を受けて治療した人は、丸損だったってことですか？

近藤　そういうことですね。でも、日本はマンモ検診を決してやめようとしません。やめたら仕事がなくなっちゃう人がいっぱいいますから。

もっとも欧米もね、やっぱり医者たちの金づるになっているから、マンモ検診をやめようとしません。ただ「40歳未満は、マンモ検診には意味がない」などと認めて、多少自制している面もある。

これに対し日本では、20代にもどんどん検診を受けさせている。

和田　女性の側も、ムードに流されやすいところがあって。

北斗晶さんが乳がんを告白して「乳がん検診、受けて！」って呼びかけたとき、20代、30代の若い女性芸能人が次々にブログやツイッターで「私も受けます。みんなも受けて」って拡散して、若い女性たちが検診に殺到しましたよね。

近藤　北斗さんはマンモと超音波検診を毎年受けていたのに、自分でしこりに気づいたんだから、検診の無意味さを身をもって証明したケースです。それなのに……。

和田　一発で流れが変わっちゃった。

女性に限らず、あれだけ安倍首相の支持率が悪かったのに、北朝鮮が一発ミサイルを打ってくれたら、すぐ支持率が戻ったでしょう。

ミサイルなんて、落とすわけがないですよ。落としてしまったら自分たちの国がつぶれるんだから。だけど、総務省が税金使って「ミサイルが落ちてきたらこうしましょう」なんてCMをテレビで流したりして。

近藤　あれはバカみたいな話ですね。

和田　不安を煽ればなんでもできちゃうっていうのが、日本人の特性だと思います。

近藤　北斗さんにああいうふうに言わせる「マスコミの方針」っていうのがあって、その裏に広告代理店があり、それを操る医薬業界があって、という構造。

和田　小林麻央さんの闘病ブログへの共感もすごかったし。

近藤　有名人への共感っていうのは、どこの国にもあって……。アメリカでも、レーガン大統領夫人のナンシーさんが乳がんになったとき、日本と同じようにマンモ検診を受ける人がすごく増えました。

❖子宮頸がんで実際に死ぬ数千倍もの女性が「異常」にされる理不尽

和田　子宮頸がん検診も同じですか？

近藤　この検診も、寿命を延ばす証拠は全くないんです。だけど、検査をするとがんの顔つきをした無害なオデキが、いくらでも見つかってしまう。

和田　子宮頸がんで死ぬ女性の数は、日本でも欧米でも減ってきていますね。

近藤　栄養が足りて、どこの家にもお風呂があるなど、衛生環境もよくなったから。

なのに検診が強く勧められているため、子宮頸がんで亡くなる数千倍もの女性に「異常」が見つかり、精密検査で「がん」と言われて、手術するハメになる人も多いです。

和田　子宮を切ると、子どもを産めなくなることも多いのに……。
近藤　子宮を残した場合にも、子宮の入り口（頸部）が切り取られてしまうので、妊娠した場合、胎児を子宮にとどめておけず、流産してしまうリスクがあります。
和田　女性はコレステロール値も変動しますよね。
近藤　女性ホルモンには血中のコレステロールを減らす作用があるので、女性は閉経して女性ホルモンが減少すると、コレステロール値が上がります。
　だから基準値２２０未満を閉経後の女性に当てはめると、50歳過ぎの女性の半分以上が「異常」に分類されてしまう……。
和田　アメリカでは、50歳を超えた女性の基準値は２６５未満となっていますね。
近藤　コレステロール値が３００以上であるとか、あまりに高すぎると、狭心症や心筋梗塞などが生じやすくなることは確かです。でも、それをクスリで下げても、死亡率は下がらないし、危ない。
　たとえばリピトールというクスリはコレステロール値を下げるけど、一方で筋肉を溶かし、劇症肝炎や間質性肺炎などのリスクがあります。
和田　コレステロールが減ると、脳から筋肉への指令もスムーズにいかなくなるし。

近藤　繰り返しになるけど、大前提としてコレステロールは人間の体に不可欠な成分で、あらゆる細胞膜の構成成分です。「数値が低いほうがいい」という方向性自体が大間違い。

❖骨粗しょう症のクスリで骨はかえって弱くなる

和田　骨粗しょう症のクスリもやりたい放題です。

近藤　骨のカルシウムが減ってスカスカになる恐ろしい病気みたいに宣伝されているけど、僕が医学生だったころ、骨粗しょう症なんて聞いたことなかった。

和田　年を取るほど、特に女性は骨のカルシウム、つまり骨密度が減りやすいんですが、大騒ぎするようなことじゃないですよね。だれにでも起こる老化現象です。

しかし、これも若い人の基準で一緒くたに診断されちゃって。

近藤　基準値は「20～44歳の人の骨密度の70％未満」なんだけど、そもそもこれ自体、学会が「このへんにしておきましょうか」って、土木工事の談合みたいにして決めたいい加減な値。

それを60歳の人にも90歳の人にも当てはめるんだから、ほんとに乱暴だよなぁ。

和田　日本に、骨粗しょう症の女性は1000万人もいることになっていますけど、世界で最高レベルに寿命の長い日本女性が、そんなにいっぱい恐ろしい病気にかかってるわけがない。

年を取った人みんなを骨粗しょう症にできるような基準値をつくって、恐ろしい病気と宣伝したら、日本全体では、膨大な量のクスリを出すことができるわけで……。

近藤　その通り。骨粗しょう症のクスリの売上高は、2022年には3200億円に達すると試算されているけど、女性たちの骨はかえって弱くなるんです。

処方数が多いビスホスホネート系のクスリは「骨を強くして骨折を防止する」という触れこみだけど、これを飲み続けると健康な人には見られない形の、アゴの骨や大腿骨の骨折が起きる。

和田　骨密度の数値は上がっても、骨はかえって弱くなる。骨粗しょう症のクスリにはそういう、効果がはっきりしないのに副作用がひどいのが多いんです。

近藤　骨粗しょう症のクスリって、食欲不振や胃腸障害の副作用もひどい。高齢者は栄養不足が命取りになりやすいのに。

和田　ところが、日本老年医学会が発表している「中止を検討するクスリ」に、201

5年のガイドライン改訂でも、骨粗しょう症薬はひとつも入っていないんです。学会ボスが骨粗しょう症の専門家だから、完全に忖度している。こんなものはサイエンスじゃないですよ。

逆に、高齢者にはうつ病が原因で自殺したり、食欲がなくなって脱水で死ぬ人が多いのに、うつ病の治療薬はそのガイドラインでは目の敵にされています。

❖日本人のがん死の3・2%は「医療被ばく」が原因

近藤　エックス線検査やCT検査で、医療被ばくする害も大きいですよ。

和田　日本人は医療被ばくに対して、のんきすぎますよね。

近藤　原発からもれた放射線も、医療用の放射線も危険は全く同じなのに。日本の職場健診では、肺のレントゲン検査（胸部エックス線撮影）で定期的に被ばくしてしまう。

和田　さらに精密検査や人間ドックでCT（コンピュータ断層撮影）検査なんか受けると、被ばく量はレントゲンどころではないから。

近藤　CTは人体を輪切り映像で見えるように、エックス線を360度方向から当てますからね。ＣＴ検査の被ばく線量は、ふつうのエックス線撮影の「２００～３００倍」と見る論文が多い。

これは発がんリスクが一気に上がります。

和田　イギリスの調査では、日本は世界の主要15ヵ国の中でいちばんＣＴ検査回数が多いと報告されています。

近藤　その調査では、がんで亡くなった日本人の３・２％は医療被ばくが原因と推定されてる。

毎年せっせと健診を受けさせられて、健康データというプライバシーは会社に筒ぬけで、被ばくとクスリで命を縮めて、日本人はなんてお人好しなんだろう。

❖製薬会社の寄付にすがるＷＨＯの不都合な真実

和田　ちょっと血圧の話に戻って、昔は、血圧の基準値って今よりずっと高かったでしょう。

近藤　１９７０年代までは、海外でも日本でも上の血圧の基準値は「年齢プラス90から１００」とされてました。

50歳なら150、70歳なら170ぐらいまでうるさく言われることはなくて、180ぐらいまではクスリは出なかった。僕のおやじは開業医だったけど、子どものころ血圧のクスリの話なんて聞いたことなかった。

これはいま考えると、なかなか理に適っていたんです。

和田　ところがWHO（世界保健機関）が1978年にいきなり、年齢にかかわらず一律、160／95という基準値を採用しました。降ってわいたような新基準だったんですよね。

近藤　データも試験結果も、なにもないところからね。

これには裏事情があって、WHOの運営金って、最初は主に各国政府が出していたんだけど、おカネが足りなくなってね。70年代には、製薬業界からの寄付金に依存するようになっていたんです。

和田　すべておカネがらみですよね。

近藤　そして1999年、WHOは血圧の基準値をさらに140／90に下げた。

その発表の席で、ザンチェッティ委員長が「下の血圧は80が理想的で、それ以上は不健康だ」と言ったんです。実は前年に「血圧を下げるほど危険で、下を80以下に下げた人の死亡率がいちばん高い」という試験結果が出ていたのに……。

和田　しかもザンチェッティは、その試験を実施した中心人物だったという。

近藤　とんでもないよね。しかも新基準の作成委員18人のうち、なんと17人が製薬業界からカネを受け取っていたこともわかって。

和田　さすがに反対運動が起こって、58ヵ国の1000人近い専門家が署名したんだけど、新基準値はそのまま世界に広がりましたね。

近藤　製薬会社の力がいかにすごいか。

その結果、たとえばアメリカ国内の降圧剤の売上は、年間3000億円だったのが、5年後には5倍以上の1兆6300億円になったんだから。

❖基準値を10下げると、新たな高血圧患者が1000万人！

和田　もちろん日本もアメリカにならえで、2000年、WHOと同じ140／90が新基準値として採用されました。

近藤　そうそう。日本の基準値は長い間、上は160だったのに、2000年には140に、2008年から始まったメタボ健診では130に、どんどん下がっていってね。

そしてどうなったか。国内の降圧剤の売上は、1998年にはおよそ2000億円だったのが、08年には1兆円を超えたんだよね。アメリカと一緒。

和田　製薬メーカーも医療界も、笑いが止まらなかったでしょう。

血圧やコレステロール値の変動は加齢による自然な変化なんだけど、基準値さえあれば、いくらでも病気扱いにできます。

近藤　血圧の基準値を10下げると、新たな高血圧患者が1000万人生まれるんだから、すごいよね。数字をちょちょっといじれば1000万人。

和田　なんの苦もなく高血圧患者を量産できる。

近藤　日本の医療システムは「病気を未然に防ぐ」という大義名分の上に築かれているけれど、ホンネは「予防」じゃなくて、患者を「呼ぼう」（苦笑）。

和田　病人は増える一方です。

近藤　健診が、「健康人」を「病人」に仕立てて金を儲ける錬金術になって、人々は、その被害者なんです。

アメリカやフィンランドなどの医学の世界では、「健康診断をいくらやっても寿命は延びない」というしっかりしたデータがいくつも出ている。そのことは、日本の医療界のトップたちはよく知っています。

和田　でも、なんの動きも起こらない。

近藤　健診がなくなったら日本の医療が崩壊するほど大きな、経済的支えですから。

それはアメリカの医者たちも同じです。２０１７年、アメリカ心臓協会とアメリカ心臓病学会が、ついに高血圧の基準値を10下げて、１３０／80にしたでしょう。

和田　それでアメリカには新たに、３０００万人の高血圧患者が生まれたとか。

近藤　翻訳すると、「みなさん、医者と製薬会社のために、クスリをどしどし飲んでくださいね。多少死人が増えますけど」ってことですね。

❖降圧剤で脳梗塞が50％増

近藤　みんな「血圧が高いと血管が切れて脳出血になる」って恐れてるけど、いまは栄養が足りてるから血管が切れることはめったになくて、脳出血は激減しています。

血圧をクスリで下げるほうがはるかにキケン。脳の血流が減ると、血管が詰まりやすくなるから。

ある比較試験では、高血圧の人に降圧剤を飲ませたら、血管が詰まる「脳梗塞」が50

%も増えています。

和田　これについては日本高血圧学会が珍しく、大規模な比較試験をやっていますね。まず、上の血圧が160以上ある4400人を2グループに分けました。一方は140未満まで下げる厳格な治療群、片方は140〜160のゆるい治療群。結果はゆるめ治療群の総死亡数42人に対して、厳格グループは54人と、血圧を厳しく下げたほうが、死ぬ人がはるかに多くなっています。

近藤　別の日本の調査では、上の血圧を120㎜Hg未満に下げると、日常の食事や入浴、着替え、排泄、歩行などがスムーズにいかなくなる人が、なんと7割。降圧剤の一部は、発がんリスクもたびたび指摘されているし。

和田　結局、体の自己調節機能にお任せするのがいちばん安全で間違いない、という原点に戻りますね。

近藤　その通り。

和田　血圧が高いとひどい頭痛がするとよく言われるけど、これもメカニズムははっきりしていないですし。僕自身の血圧が以前、200ぐらいまで上がったときも、特に頭は痛くならなかった。

近藤　その人の年齢、性別や体重、塩分やアルコールの量、タバコの量、天気や気温、運動やストレスに合わせて体が調節するので、血圧は一日の中でも刻々と上下しています。

　それを抑えつけるみたいにクスリで強引に下げたら、体は悲鳴を上げるよね。

和田　身長が平均よりすごく高くても低くても病気とは言えないように、「血圧の数値が平均を外れていること」も「病気」とは言えないはずです。

　なのに、基準値から外れたら治療しろって迫るのはヘンだ、余計なお世話だと考える人が、もっと増えるといいんだけど。

第3章
間違いだらけの健康常識
健診を受ける前に知っておくべきこと

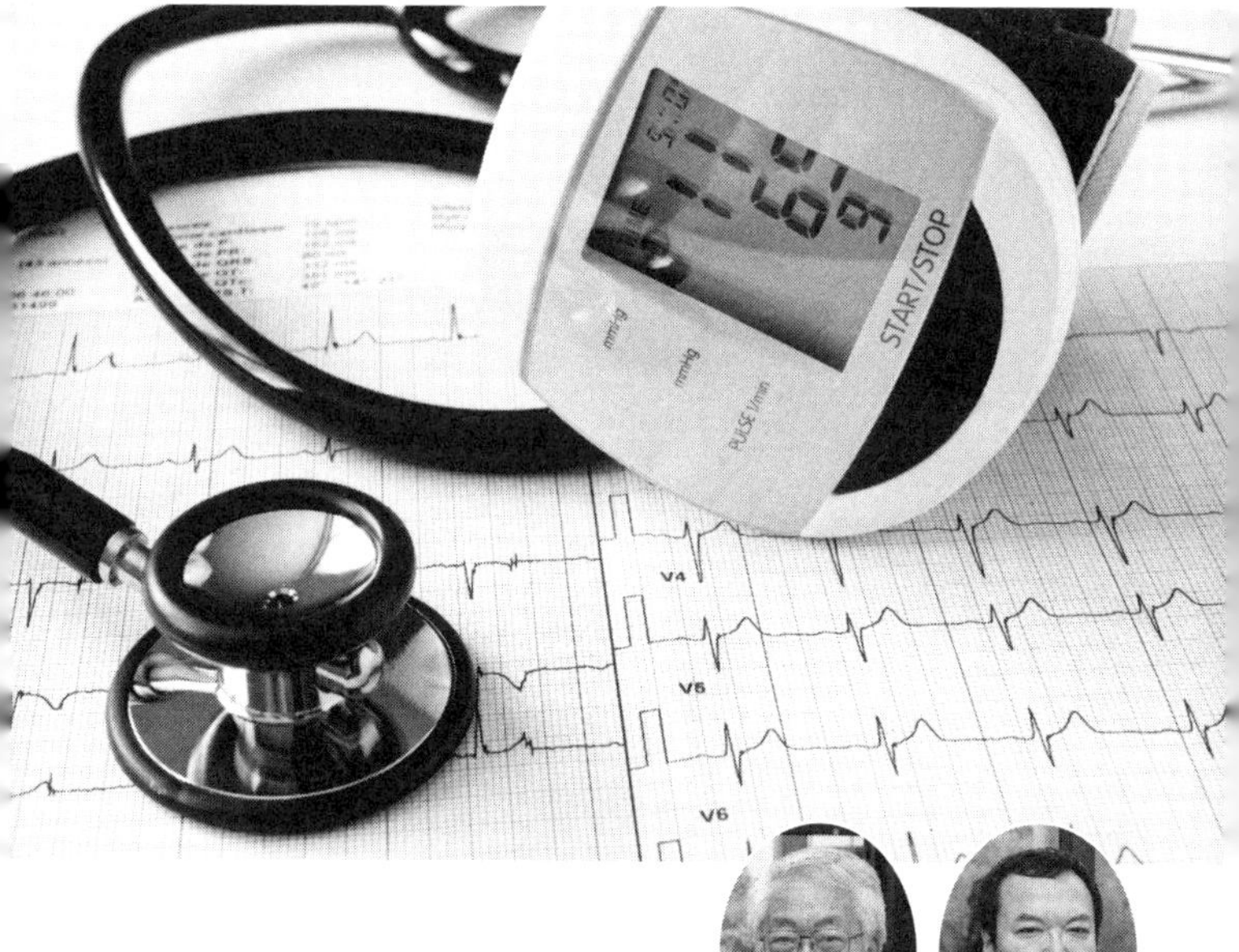

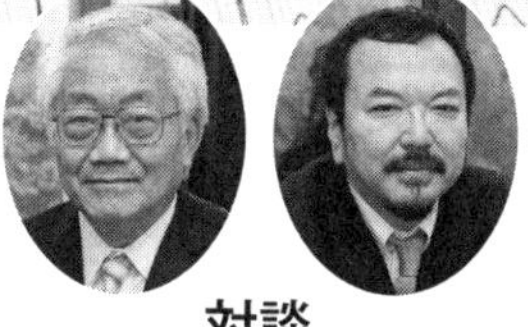

対談
近藤 誠×和田秀樹

❖栄養が足りないと血管はバンバン破れる

近藤　血圧っていえば、「塩を余計に摂ると高血圧になり、短命になる」っていうのも、証拠もないのに広がったデマです。

アメリカで高血圧学会賞を受賞した故・青木久三博士も、「塩の欠乏は命を奪う。日本人の高血圧の98％は、塩とは無関係」と明言しています。

和田　塩と脳卒中も関係ないし。

近藤　そう。「東北地方の人は昔、塩辛い漬物や干物ばかり食べていたから脳出血が多かった」というのが定説になっているけど、いちばんの問題は栄養不足です。

和田　栄養は本当に大事です。

動物性たんぱく質と脂肪が足りないと、血管は「ゴムが入ってないパサパサのタイヤ」状態になって、血圧160ぐらいでもバンバン破れますから。それで昔の秋田県あたりでは、160くらいの血圧で脳の血管が破れる脳出血が、当たり前に起こってた。

近藤　1970年代まで、日本人の死因のトップは脳卒中だったんだから。

和田　戦後、日本人の栄養摂取量がどう変わっていったかというと、終戦の翌年の19

4６年から高度経済成長の間はほぼ一貫して、摂取カロリーは右肩上がりでした。

近藤　そこから減り始めたでしょう。

和田　そうなんです。日本人は食べ過ぎで「飽食」している、とみんな信じこまされて減っていってね。

１９９０年代に『粗食のすすめ』が大ブームになって、２００５年には終戦翌年とほとんど同じ摂取カロリーに戻ってしまった。

日本人は、いまや戦後間もないころと同じくらいしか食べていない、小食の国民です。日本より摂取カロリーが低いアジアの国は、北朝鮮くらいですよ。

近藤　「禅寺の精進料理みたいな粗食が体にいいんだ」っていう説が、いろいろな形で唱えられて、それがまた国民に受けてますよね。

和田　私の生まれた１９６０年でも、日本人って肉を1日に20ｇも摂っていなかったんですよ。

高度経済成長を経て「ジャパン・アズ・ナンバーワン」と言われるようになった１９８０年ごろから「肉を減らすように」とうるさく言われるようになったけど、この時点でも肉の摂取量は1日67・９ｇ。近年の肉の摂取量は1日80ｇ前後です。

一方、アメリカ人は肉を1日約300g、ヨーロッパ人は約220gも食べています。これはさすがに肉の食べすぎだということで、ヨーロッパでは目標値を「1日150g」にしているんです。

近藤　前提になっている摂取量が、日本と欧米ではケタ違い。

和田　なのに「日本人も肉を減らさなきゃ」っていう早とちりが広まったわけです。

❖肉や卵を食べるようになって、皮膚も血管も若返った

近藤　国民がみんな魚だけではなく卵や肉も食べるようになって、皮膚も血管もすごく若返ったでしょう。

和田　昔は、顔にも手にも「深いシワの刻まれた老人」っていっぱいいましたよね。「サザエさん」の磯野波平も、私より若い年齢という設定なのにシワがくっきり。

いまこんなに寿命が延びたのに、深いシワなんて、めったに見かけなくなりました。

近藤　90歳を過ぎた患者さんにも、つややかな人が多くてびっくりします。

和田　あと栄養が足りているから、前にも言ったけど、血圧が高くてもめったに脳出血を起こさなくなっていますよね。

近藤　だから医者は、なにはさておき患者に「ちゃんと栄養を摂りなさい」って言うべきなんだけど。

和田　日本の医学界にいちばん欠けているのは、栄養学です。昔からなぜか栄養を軽視していますよね。

近藤　医学部の6年間で、栄養学って全く教えないしね。

和田　血圧に問題がある人には栄養指導をするほうが理に適っているのに、そうではなくてクスリを出してなんとかしようとするでしょう。

製薬会社との関係もあるけど、それ以前に医師が栄養学を知らないから、そうなっちゃう。栄養のことになると、テレビの栄養番組にしても、栄養大学や管理栄養士の出番という感じで……。

近藤　「栄養を摂れ」っていうアドバイスは当たり前すぎるし、医者の商売には全く役に立たないからね。

「柿が赤くなると医者が青くなる」っていうことわざは、「実りの秋は栄養が足りて、病人が減る。それで医者は真っ青」という話だから（笑）。

医者はとにかく、高血圧でもなんでも「これは老化ではなく病気だ」と人々に思わせて患者を増やしたいわけ。

和田　治療に誘導したい。

近藤　それから、単に「血圧を下げろ」じゃなく「減塩しなさい」と付け加えたほうが、医学的な意味がありそうで、お医者さんらしく見える。これもけっこう大きいかも。

❖日本人が長寿なのは塩をよく摂るからという説

和田　日本人は先進国の中でいちばん塩を摂っていますよね。

近藤　1日平均で、男性10・8g、女性9・2g。ラーメン1杯の塩分が6g、梅干し1個が2g、味噌汁が1・5gです。

和田　日本高血圧学会が推奨する摂取目標は、男女とも1日6g未満。WHO（世界保健機関）はもっと低くて、男女とも1日5g未満です。

近藤　それを守ろうとしたら、ラーメンやうどんのおつゆはほとんど残して、漬物や干物もダメで、減塩しょうゆを使うのもビクビク……どれだけ味気ない食事になることか。ところが、世界中の調査結果を総合すると、塩分にして10～15gの人たちの総死亡率が最も低いんです。肥満や高血圧の人を2群に分けて、片方の食塩摂取量を6gにした比較試験では、塩分制限は寿命になんの影響も与えていません。だから国際的には「日本人が世界一の長寿国になったのは、塩をよく摂ることも一因では」という説もあるぐらい。

和田　逆に塩分不足のほうが危険です。

特にお年寄りは腎臓の働きが落ちているから、塩分が足りないと「低ナトリウム血症」を起こしやすい。だるくなったり、朦朧としたり、マヒがきたり。脱水症状や熱中症も起こしやすくなります。重度になると意識障害やてんかんのような症状まで起こる。いろいろ考え合わせると、年を取るほど「余ってる害」より「足りない害」のほうが心配なんだけど、医者も学会も、なんでも「減らせ、減らせ」だから……。

❖血糖値をクスリで下げると、死亡率が高くなる

和田　糖尿病の患者も、日本に２０００万人ぐらいいることになっていますけど、基本的な誤解があるでしょう。

近藤　これもネーミングが人をどれだけ惑わせているか。糖尿病って聞くと、体じゅうに糖があふれて、甘いおしっこが出る病気だとカン違いしてしまう。

でもそんな人は多くなく、たいていはちょっと血糖値が高いだけ。だけど医者が患者に「これは高血糖ですね」と告げるのでは迫力がないから、「糖尿病です」と言う。病名自体に無理がある。

そして多くの人が、「血糖値が高いんだから、クスリで下げれば寿命が延びるだろう」と思い込まされています。

和田　糖尿病は血糖値が高すぎるというより、「血糖値が安定しない病気」だと考えたほうが事実に近いから。

近藤　そう、本格的な糖尿病が怖いのは、血液中のブドウ糖をうまくエネルギーに変えられないために、神経や血管や内臓の働きがダウンすることです。

和田　血管の老化が早まって動脈硬化も起きる。

近藤　その根本的な問題は、糖をエネルギーに変えるホルモン、インスリンが「必要な時にちゃんと効かない」こと。

なのに、クスリやインスリンで血糖値を下げすぎると、脳にブドウ糖が回らなくなって、低血糖死亡のリスクがすごく高くなります。

和田　ブドウ糖って、脳にとって本当に大事なものですから。

高血糖でたちまち死亡することはめったにありませんが、低血糖は短時間で死に至ることが少なくないでしょう。

ブドウ糖注射を打つと元気になって頭が冴えるように、人間って一般的に、血糖値が高い人のほうが活力がありますよね。

近藤　そうそう。血圧やコレステロールと同じで、血糖値も、高めの人のほうが気力・体力が充実している傾向がありますね。

❖老人医療の現場では「糖尿病の人のほうがボケない」

和田　それから僕の臨床経験から言うと、糖尿病の人がみんな、血糖値が高いと体がだるいかっていうと、そうでもない人もたくさん診てきました。

近藤　福岡の久山町の人たちを何十年も追跡している研究などでは「高齢の糖尿病患者には認知症が多い」と報告されていますね。

あと、日本人に多い2型糖尿病の人がアルツハイマー型認知症になるリスクは、そうでない人の何倍も高いとか。

和田　実は、逆の結果も出ていまして。

もともと僕たち老人医療の専門医がお年寄りを診た経験では「どうも糖尿病の人のほうがボケないね」と、よく言っていたんです。

近藤　年を取ると、低血糖のほうが、てきめんに脳に響くから。

和田　そうそう。年を取るほど動脈硬化が進んで、血液の通り道が狭くなっていますからね。低血糖を起こすと、たちまち脳にブドウ糖が届きにくくなって意識が混乱したり、言葉が出なくなったり……。

近藤　そういうことが続くと「ボケてきた」ということになっちゃうね。

和田　浴風会の研究では、生前に糖尿病だった人とそうでなかった人、合計267人を解剖したデータがありまして。

生前に糖尿病だった人は34人、糖尿病でなかった人は233人。その中でアルツハイマー型の認知症になったのは、糖尿病では3人、つまり8・8%でした。

ところが糖尿病でなかった人は、28%の65人がアルツハイマーになっていた。

近藤　解剖所見だから、確かなデータですね。

和田　これを見る限り、糖尿病の人のアルツハイマー型の認知症出現率は、そうでない人の3分の1以下と、すごく少ない。

すると「認知症になりたくないなら、血糖値はむしろ高いくらいのほうが、ブドウ糖がしっかり脳に行きわたっていいですよ」ということになります。

近藤　寿命はどうでしたか？

和田　浴風会の老人ホームで「10年間に何％の人が生きていたか」をグラフにした生存曲線を見たら、血糖値が正常な人、境界線上の人、糖尿病の人に全く差はありませんでした。

近藤　クスリで血糖値を下げさせられている人は、気の毒としかいいようがないですね。

❖検査の方法が滑稽で、なんら根拠のない空腹時血糖値

近藤　だいたい糖尿病の検査っていうのも、問題だらけでしょう。まず「早朝空腹時血糖値」っていうのが間違いのもとで、全くあてにならない。

和田　そうそう。朝食を抜いて朝、測るんだけど、血糖値は朝は高くて夕方のほうがずっと低くなります。

だから、朝の数値を見てクスリで下げようとすると、寝ている間に血糖値が下がりすぎて脳が働かなくなって、失禁をする、よだれをたらす、ボケる……。

近藤　そのまま死んじゃうことだってあるんだから。低血糖による脳死ですね。なのに空腹時血糖値の基準も、昔は１４０㎎／dlだったのが、突然１２６に切り下げられたでしょう。

和田　根拠ないですよね。

近藤　ぜんぜんないです。それから糖尿病の検査でいちばん滑稽なのは、「糖負荷試験」。ブドウ糖75ｇを水に溶かして飲ませて、１時間値、２時間値を測るんだけど……。これ、体重30㎏台のおばあちゃんも、体重２００㎏のお相撲さんも、同じ量を飲ませるんだよね（笑）。

本当にもう、よくこんなことを大まじめにやるよなぁ。

和田　イギリスの権威ある医学誌『ランセット』には、「血糖値を正常値近くに下げると死亡率が上がる」という論文が載りましたね。

近藤　そうです。たとえば初診患者のヘモグロビンＡ１ｃ（１〜２ヵ月の血糖値の平均を示すとされる値）が７・５以上だと、糖尿病型と判定されて、治療が始まってしまう。

この場合、医師はクスリによる目標値を６以下にするはずです。しかし血糖値を６・５以下に下げると死亡率が急増するんだよね。

和田　6まで下がると、死亡率が52％も上昇するという。

近藤　むしろ7～9くらいのほうが、死亡率は低い。

こうやって見ていくと、糖尿病の治療なんて必要のない人、治療のメリットのない人に、これでもかとクスリが投与されているわけです。

❖型が違っても同じ治療を施す糖尿病

和田　日本の糖尿病治療がいかにインチキかがわかるのは、1型と2型に同じ治療をしていますよね。

近藤　1型と2型は全く違うのに。

和田　これは理論的におかしい。1型はすい臓のβ細胞が壊れてインスリンが分泌されなくなるから、外から足してあげないと命にかかわります。

近藤　そうですね。インスリンは必須です。ただ1型は日本ではとても少なくて、2型が日本人の糖尿病の95％を占めると言われています。

和田　2型は、インスリンは通常の人よりいっぱい出てるんだけど、効きが悪かったり、分泌のタイミングが合わない。

つまりレセプターがバカになっているだけなのに、インスリンを大量に、売り浴びせみたいに注ぐと、逆に失禁したり、太ったり、フラフラしたりするわけです。

ようやく最近、レセプターの働きを改善するクスリなんかが出てきてますけどね。

基本的には脂肪細胞がつきすぎてレセプターがバカになっているんだから、クスリを使うより運動させたほうがいいんですけどね。

近藤　だから、糖尿病の治療方法は根本的に見直されなきゃいけないんだけど、これも動きが鈍くて。

和田　特に高齢者は、血糖値をクスリで「正常」に戻すと、ボケたような症状が出るという症例報告はたくさんあるんです。それにもかかわらず糖尿病の医者は、年寄りにも血糖値を下げる指示をする。

❖森永卓郎さんの糖質制限ダイエット、その後

近藤　糖尿病と関係するのが、もう何年ももてはやされている「糖質制限」。血糖値を下げるのも体重を減らすのも「糖質をカットするのがいちばん効果的」だっていう考え方ね。

糖質はごはん、めん類、パンなどの炭水化物や、イモ類、甘いお菓子やフルーツなどに多く含まれているけど。

和田　糖質を摂らないのはまずいですよ。

近藤　最初に場合分けすると、ＢＭＩが30を超えるようなビヤ樽型の糖尿病の人は、数ヵ月間なら「治療食」として糖質制限をやる方向もありかな、と考えています。

ただし副作用のリスクがあって、ごくまれに亡くなる人もいるので、自己責任ですね。

また、体重が減ったあとも糖質制限を続けるのはよくない。体重がさらに落ちて低栄養になると寿命が縮むから。体重が標準から太めぐらいまでなら、糖質制限はやらないほうがいいです。

和田　アメリカには、治療が必要な「体脂肪率が30％を超える肥満」の人が３割もいるけど、日本人はたった３％って言われています。

やせるための治療は、日本人はめったに必要ないってことです。

近藤　そうそう、経済アナリストの森永卓郎さんと先日、対談をしたんです。

和田　プライベートジムで激やせされましたね。

近藤　テレビＣＭで、やせる前と後の別人みたいな姿が全国に流れて。

やせる前はインスリン注射が必要なほど重い糖尿病で、身長167㎝、体重が90㎏。BMIが33近く、体脂肪は40％以上もあったそうです。

朝からカツ丼を食べ、コーラを1日5リットル飲み、摂取カロリーは1日5000キロカロリー。そこから糖質断ちと週2回の筋トレで、4ヵ月で20㎏やせて、血糖値も正常になって、いまも家には、お米やめん類を置いていないと聞きました。

和田　その後も糖質制限をずっと続けているんですね。

近藤　いまは糖質をある程度は摂るようにしている。ただし主食は控えて、おかずから糖質を摂るようにしていると言ってました。たとえばフライドチキンの衣は、はがさないで食べるとかね。

体重はその後3㎏戻って、いまBMIは26だそうです。

BMIは理想的ですね、と感想を伝えました。

❖糖質制限を長年続けるとがん、心筋梗塞、糖尿病を招く

近藤　気になるのは、医者や専門家の中に「糖分を全く摂らなくてもケトン体が出るから大丈夫」と言ってる人たちがいること。ぜんぜん大丈夫じゃない。

和田　ケトン体は本来、害があるものですから。

近藤　体にブドウ糖が足りなくなると脂肪が分解されて、そのときケトン体が生成されてエネルギー源になるんだけど、頭痛やイライラが起きたりしやすくて、生活が大変になると聞きます。

重症の糖尿病で血液中にケトン体が急に増えると、「ケトアドーシス」という血液が酸性に傾いた状態となり、死に至ることがある。ケトン体は一種の毒と考えたほうがいい。

和田　アメリカで糖質制限についての論文が出ていましたね。

近藤　男性の医療職とナースの食事内容をそれぞれ何万人も、20年以上経過を見た研究ですね。

糖質を減らして、代わりに肉を食べたりして糖質をしっかり制限した人たちのほうが、死亡率が高くなっています。

特に男性は、がんや、心筋梗塞などの心血管の病気に明らかにかかりやすくなって、ふつうに食べてる人より総死亡率が2~3割も上昇しています。

和田　日本の国立国際医療研究センターも、そのアメリカのも含む世界の全9件の論文、

27万人以上のデータを分析して、「糖質制限を長期間続けた人たちの全死亡リスクは明らかに高く、健康への効用は認められない」と発表しています。

近藤　日本人は2000年代に入って糖質を控えるようになったんだけど、皮肉にも糖尿病患者が100万人以上も増えています。

厚労省のデータを見ると、日本人は2002年、炭水化物（糖質＋食物繊維）を1日平均271・2g摂ってた。それが2014年には15g減って、255・8gになっています。

ところが糖尿病患者はこの間に、228万人から317万人に増えちゃった。

和田　やっぱり糖質制限はまずい。

❖5300年前のアイスマンが教える「栄養」が長寿の秘訣

近藤　さっきの、昔の人はなにを食べていたかという話の続きなんですが、人間がいつから雑食になったかが難しいんだな。

サルの時代は木の上の生活だから、木の実とかバナナとか食べて、たぶん草食だったと思うんです。ただ、チンパンジーは自然界でも肉食するんですよ。狩りをして、ほかの小さなサルたちを食べちゃうの。

和田　人間は二本足で立てるようになって手が使えるから、棒を持って叩くとかね。いろいろな方法で獲物を捕ることができますね。

近藤　ただ、そう簡単には捕れないから、猛獣が食べ残した死肉とか、鳥の卵とか、魚介からも動物性たんぱく質を摂っていたでしょうね。

それから、糖質が多く含まれる米や小麦みたいな穀物。これをいつから食べていたかなんだけど。

和田　アイスマンっているでしょう。

近藤　アルプス氷河で氷漬けになっていたミイラですね。

和田　解凍して解剖してみたら、死んだのは5300年前と推定されて、年齢は47歳前後。身長165㎝、体重は60㎏ぐらい。

その胃や腸の内容物を調べたら、レッドミート（赤身の肉）、ハーブ、そしておコゲが入っていてね。どうもパンを食べていたんじゃないかって分析されています。

和田　パンを焼いていたのかな？

近藤　そうなんでしょう。麦畑を作っていたかどうかは不明ですが。このアイスマンを見ると、人間はけっこう昔から穀物を、つまり糖質をよく食べていたことになる。5000年前っていうと、ヒトの平均寿命は20歳ぐらいでしょう。

アイスマンは、最後は戦いでやられちゃったみたいですけど、よく47歳まで生きてたなと思いますよ。栄養をしっかり摂っていたからでしょう。

❖長生きするにはちょいメタでちょうどいい

和田　とにかく栄養状態がよくなっていくにつれて人が長生きすることは、はっきりしています。
近藤　そう。何度でも言うけどちょいメタ（小太り）がいちばん長生きで、やせは危ない。どのデータを見ても、これははっきり言えます。
和田　なのに、アメリカ人の一部の例外的な栄養過多のデータを持ってきて、「栄養の摂りすぎはよくない」っていう根拠にしたりするから混乱のもとになるんです。
近藤　アメリカ人は、1ポンド（約456g）のステーキを毎日でも食べるし、アイスクリームはバケツ大のを買ってくる、っていう人たちだからね。
日本人ではほとんどありえない（笑）。

和田　日本では、ビヤ樽のようにお腹が突き出た肥満なんてほぼ見ないですから（笑）。

近藤　ただ最近、電車に乗っていると、驚くほど太った人がちょっと増えている感じはするんですけど。

和田　少なくとも家の中には、太りすぎの人がけっこういるかもしれません。いわゆる「ひきこもり」の人たちの中には、食べることしか趣味がなくてひたすら食べ続けている人も少なくないから。

近藤　運動もしないでしょうしね。

和田　特殊な人たちのケースをもとに、「栄養状態がよすぎるのは悪い」「カロリー制限で若返る。長生きする」みたいな説が、まかり通っているわけです。

近藤　やせることが美徳になっていますよね。

❖1960年代に生まれた「やせが美しい」という価値観

和田　この飽食の時代に、日本では拒食症で年間、推定100人死んでいるんですからね。大問題です。

近藤　摂食障害は、深刻な心の病ですね。食べない拒食症と、手当たりしだいに食べては吐く過食症があって、交互に繰り返すことも多くて。

和田　「やせていればいるほど美しい」という価値観って、実はすごく歴史が浅いんですよね。1960年代、「小枝」って呼ばれたモデルのツイッギーが出てきてからでしょう。

近藤　ツイッギーが来日したときは、長くてスラッとした脚にみんな見とれて、日本中でミニスカートが大流行しましたね。

和田　それまではグラマーがよくて、日本映画を見ても、原節子さんとか京マチ子さんとか、みんなふっくらしてました。

近藤　昔は、丸顔でポッチャリした女性は「福を呼ぶ女神」とされていたから。「お多福」という呼び名でもわかるけど、やせていては子どもをたくさん産めないことを、昔の人はわかっていたから、太めの女性が愛されたんでしょう。

和田　やせ型はずっと敬遠されていたのに、なぜか知らないけど、やせ願望が一気に世界に広がっちゃった。

近藤　その後1980年代にカーペンターズのカレンさんが拒食症で亡くなり、2000年代に入ってブラジル人のスーパーモデルが拒食症で亡くなったのがきっかけになって、欧米では「やせすぎ」が問題視されるようになった。

❖ヨーロッパでは、やせすぎモデル「追放」の動き

和田　ヨーロッパではここ10年ぐらいでやっと、やせすぎモデルが追放されるようになってきました。

近藤　フランスでも4万人が拒食症、そのうち9割が女性だっていうので、2017年に「極端にやせているモデルは活動禁止」っていう法律が施行されました。
　医師の「BMIが低すぎず、健康である」ということを証明する診断書がないと、モデルとして活動できなくなった。違反モデルを起用した雇い主は、最大で1000万円近い罰金と6ヵ月の禁固刑だそうです。

和田　その前には2015年に、フランス国民議会が「BMI18以下のモデルは活動禁止」を打ち出したんだけど、業界の反発がすごかったみたいで。
　だから今回のフランスの法律では、BMIの数字は設定しなかったようです。

近藤　WHOのガイドラインでは18・5未満が低体重、16未満がやせすぎ。

和田　ヨーロッパではそうやって法律まで作って拒食症対策をしているけど、日本はぜ

んぜん改める気配がないですね。

これもコマーシャリズムなのか、芸能プロダクションに対する忖度なのか。少女向けの雑誌の表紙に、ＢＭＩが15以下のガリガリにやせたモデルを平気で長年使ったりしているんだから（苦笑）。

まだ判断力が未成熟で、かつ臓器の成長期にある女の子たちがこれを真似すると、脳や子宮の発達が悪くなったり、ひどい場合は拒食症で餓死することもあります。

それに対して全く規制がないというのは、マスメディアがいかに人の命を粗末にしているかの証拠だと思います。

近藤　特にいま、若い女性たちの３割ぐらいがガリガリで、貧血や不妊の大きな原因になってるでしょう。ＢＭＩが18を切ると（身長１５５㎝で43㎏以下）、死亡率も50％ぐらい上がっちゃうのに。

和田　日本の標準はＢＭＩ22で、それだってやせているのに、18を切るなんてとんでもないですよね。「やせたい願望」が蔓延しています。先ほども問題にしたように、15になると命にかかわります。

近藤　いろいろなアンケートを見ると、小学校高学年ですでに、女子の半分ぐらいがダイエットを経験していたり。

❖愛子さまも懸念された、拒食症シンドローム

和田　皇室の愛子さまも15歳のお誕生日前後、驚くほどやせて、学校も休みがちになって、拒食症が心配されましたよね。

16歳のお誕生日には、以前よりもふっくらされてましたけど。

拒食症は「やせるほど美しい」と思い、やせることそのものに達成感をもって、食べないことや吐くことで体重を落とす症状。特に思春期は発育に大きく影響します。

近藤　臓器ができあがるいちばん栄養が必要なときに、栄養を摂らないんだから。

和田　当時、愛子さまの「ふらつき」や「お風邪」がよく報じられたのは、栄養不足のため低血圧、低血糖になってふらふらしたり、免疫力も落ちて風邪などの感染症にかかりやすくなっていたと考えられます。

拒食症は低血糖で昏睡に陥ったり、不整脈による突然死もありうるから深刻です。

近藤　摂食障害はなかなか治らないですね。食べては吐くっていうのを、若いうちだけじゃなくて40歳超えてもやってる人がいっぱいいいて。

和田　ちょっと体重が増えるとビビっちゃうんですよね。

最近、不妊治療のクリニックがどっと増えているでしょう。これは、思春期にちゃんと栄養を摂っていないと、子どもができにくくなっちゃうらしいです。要するに子宮が成長する時期の栄養不足が問題だということですね。

近藤　まず、月経が止まりますから。

和田　不妊外来の先生に聞いてみたら「不妊に悩む女性の9割以上が、若いころダイエットしていた人」だと。

若いときに低栄養状態が続くと、あとから栄養を足しても子宮や内分泌系の器官が発達してくれるとは限らなくなります。

近藤　そうですね。たとえば子宮や脳は、思春期にちゃんと発達して機能が整わないと、その後もそのままでしょう。

和田　だから思春期の判断力のない女の子に、やせすぎモデルを前面に出して憧れさせるなんて、児童ポルノ以上の犯罪だと思いますよ。将来の悲劇を招くという点では同じレベルかもしれませんが、こちらは命にかかわりますから。

❖心の病やひきこもりが、ほったらかされている

和田　摂食障害は心の病ですけど、日本の医療にいちばん欠けているのは、心の治療への取り組みだと思うんです。

いま先進国で、ただの風邪で医者に行くのは日本人しかいないけど、自殺未遂、あるいは自殺してしまうまで医者にかからない心の病の人がこんなに多いのも、日本ぐらいです。

心の病が、これほどほったらかされている国はないですよ。

近藤　確かに、ひきこもりもほったらかされてるし……。

和田　いま、ひきこもりも高齢化しているから40代、50代がザラにいて、親はタイムリミットが迫って焦ってる。

それから、高齢者の5％ぐらいがうつ病と推定されます。うつ病と躁うつ病で治療を受けている約100万人の患者のうち、60代以上が4割。ほかに100万人ぐらいの高齢者が、うつ病なのにほったらかされています。

近藤　そういえば自殺も、60歳以上が年間1万人を超えているしね。

和田　高齢者のうつ病対策をきちんとやれば、医療費も減るんです。

年を取ってうつになってごはんを食べないと、すぐに脱水になって、肺炎、脳梗塞も起きやすい。すると寝たきりになる人が多く、医療費がかさみます。

それから高齢者が入院して、入院中にうつにならなかった場合はだいたい40日ぐらいで退院するけど、うつになってしまうと90日ぐらいに延びる。心のケアをしないと、医療費がものすごくかかるんです。

だから、内科の病院に精神科医を入れれば入院日数も医療費もかなり減らせるんだけど、心の病はあと回しなんですよね。

近藤　医学部でも、精神科は隅に追いやられている感じですね。

和田　そうなんです。大学の医学部が全国に82ある中で、精神療法やカウンセリングなどの、心の治療の専門家が主任教授になっている大学は、ひとつもない。

9割の大学医学部では「生物学的精神医学」つまり、クスリの研究者や脳の研究者が主任教授になっています。

近藤　アメリカ人はよく精神科医のカウンセリングを受けるけど、日本人には敷居が高いようですね。

和田　実は精神科医の側も、日本ではクスリの使い方を習っているだけで、心のカウンセリングの仕方は習っていないんです。トレーニングを受けないでカウンセリングをやっているから、全部自己流で手さぐり。

僕も仕方ないから、東大を出てから慶應のセミナーを受けに行って、そのあとアメリカにカウンセリングの勉強に行ったわけです。

❖「一日一食」「玄米菜食」「断食」……やせる食事療法のワナ

近藤　大人もよく「食べるのをガマンする」食事療法にのめりこみますね。「一日一食」とか「玄米菜食」とか「断食」とか。

和田　長生きしたいなら禁欲せよ、という考え方は、貝原益軒の『養生訓』の影響が大きくて、江戸時代から300年続く、日本の悪しき伝統みたいな感じですね。

近藤　貝原益軒は、平均寿命が40歳に届かなかった時代に83歳まで生きたから、スーパー長寿者ですね。

ただ、食事については「穀は肉に勝つべし」、主食のごはん以上に肉を食べてはいけない、と言ってるから、ちゃんと肉を食べていたわけです。

和田　確かに。「腹八分目」を勧めているだけで、食べるなとは言ってないし。

近藤　バランスよくほどほどに食べなさいと言っているんだけど、「元祖・粗食の勧め」みたいなイメージがありますね。

和田　がんになると、なぜか玄米菜食を始める人も多いですね。

近藤　がんに栄養を与えてはいけない、というデマを信じる人が多くて。

世の中にあふれる「がんが消えていく食事」とか「がんは食事で治す」という情報の多くは、玄米菜食、野菜ジュース療法、肉抜きや糖質抜き、断食……栄養が偏ってやせる食事法の勧めです。

やせると体力も免疫力も落ちるから、いいわけないのに。

僕の慶應病院時代の患者さんの中に、僕に内緒で玄米菜食を始めてみるみるやせたら、がんが一気に暴れだして亡くなった方が、何人もいます。

❖40代以降のダイエットは老化を早める

和田　元気な人も、40代以降に「なにかを食べない」とか「食べる量を極端に減らす」ダイエットをすると、命を縮めると思うんです。必ず足りない栄養素が出てきて、中年以降はそのダメージが大きいから。

基礎代謝も、もともと落ちているのに、食べないとますますエネルギーを燃やしにくくなります。すると体は老廃物や内臓脂肪をためこむから、老化が早く進みます。

近藤　だから本来は「やせるな、太れ」という号令をかけなきゃいけないんだけど、それでは学会にも医療界にも、なんの得にもならないからね。「やせなさい」って言うと、これは難しいからいろんな対策が必要になって、コレステロールを下げるクスリも使える。たいていリバウンドするから、繰り返しダイエットしてくれるしね。

やせるといいことがある、という幻想を振りまいたほうが、ずっとおカネになるんです。

和田　健診であれ「やせてるほうが美しい」であれ、金儲け主義のコマーシャリズムだということが、見え見えですよね。

意図的にヘンなキャンペーンを流されているのに、たいていの人が素直に信じてしまう。これは国民性なのかな。

近藤　うーん、欧米でも無用な健康法を勧める医者たちがいて、その場合、人々はやっぱり騙されるけど、日本のほうがヘンなキャンペーンが多いと言えるでしょう。

調べようと思えば、いまは世界中の医学ニュースがすぐに翻訳されて、ネットで簡単に検索できるのに……。

意図的なものに、すごく騙されやすいですよね。

❖プロの医者がいないから、マスコミが騒ぐものが「病気」に

和田　結局、日本ではマスコミが騒ぐものが「病気」になり、「大変だ」になる。

近藤　有名人が「がん検診、受けてください」って言っただけで、ワッとなびいちゃう。それはやっぱり、医者、厚労省、製薬会社の誘導も大きいと思いますよ。乳がんのピンクリボン運動とかね、有名人を広告塔にして、企業の協賛をいっぱい取りつけて、無意味・有害なマンモ検診に女性たちをおびき寄せてる。

和田　僕が、いちばんまずいと思うのは医者の態度です。

本来、医者なる職業ってプロですからね。マスコミが大騒ぎしてる出まかせの健康常識に対して、「そんなことしていたら長生きできませんよ、こういうデータもありますよ」「統計数字を取ってみると、こうなってますよ」って教える立場でしょう。

近藤　医者がプロだっていうのはその通りだけど、日本にはプロの医者が少ないんだ。

和田　そうなんです。教育が悪すぎますよ。

近藤　教育の前に、まず、どういう志の人が医学部に来ているかという。

和田　セレクション論になると今度は医学部の教授がしゃしゃり出てきて、「面接をすればいい」って、2018年から東大理Ⅲの入試に面接が復活しましたね。

でも実際には、医学生による集団レイプ事件が起こっているのはすべて面接のある大学です。逆に、教授によるねつ造論文や研究費の不正に対して公開質問状を出したのは、入試面接がなかった時代の東大医学部の学生たちだけでした。

教授たちに面接されたら、かえってヘンなのが入るよ、おとなしい医者が増えるよって話なんだけど（笑）。

ディオバン事件で論文をねつ造した教授たちが、ほかの大学ではほとんど辞職したのに、東大医学部だけはいまだに居座っていますからね。公開質問状を出されて慌てて、「面接をしないとヤバい」と思ったのでしょうが。

近藤　僕は定年を迎える前は、慶應医学部のスモールグループを教えていてね。なんでもいいから質問をと言ったら、「先生、どの診療科に行ったら儲かりますか」って。

もうこりゃダメだと思って。慶應との心理的つながりは、そのとき断ちました。

あと、入学時に裏金を取るというウワサの私立医大からときどき医局に来るんですが、使いものにならない。「これは教育不能だな」と思うわけ。

❖製薬会社のパンフレットしか読まない医者たち

和田　おっしゃる通りで「医学部は頭でっかちだからダメだ」ってよく言われますけど、世間のイメージと全く逆で、下半数の人たちは英語が読めない。

ある国立病院に勤めていたときに、いわゆる底辺私立出身の研修医たちは進級試験がすごく厳しいので、解剖学なんかは僕らよりずっと詳しくて、とってももの知りなんです。

ところが、英語の論文の抄読会をやると、「こんなに読めないいんだ」と驚くぐらい読めない。死ぬ思いで予習をしてきたりする人もいるんだけど。

近藤先生のがん治療の分野でも、僕の精神分析の分野でも、英語の論文を読まないと始まらないですよね。日本語の論文は、ウソがいっぱい書いてありますから……。

近藤　実際には、論文どころか、ほとんど製薬会社のパンフレットしか読まない医者が大半だけどね（苦笑）。

和田　せめて英語の論文が読めて、統計データを分析できる程度の数学力のある人を採ってほしいです。

近藤　願望はあるけど、現実にはこのままずっといく……というより、ますます質が悪くなっていきますよ。だって若者の人口は年々減っているのに、医師国家試験の合格者は増えているんだから。

和田　これ以上、日本の医者の質が落ちないように、なんとかしてほしいです。

編集部員の健診結果をチェック その2

対談前に「オールAは危ない」と近藤氏に指摘された編集部員の健診結果を、和田氏にも見てもらう。すると和田氏からも50代以降の健康状態を懸念する声が……。

❖医者よりも週刊誌のほうがホントのことを言っているおかしさ

近藤　ところでこれは、（編集部員の）健康診断のデータなんですけど。

和田　おっ「オールA」、すごいじゃん！（笑）。

編集部　でも、近藤先生からはいくつか指摘をされて……。

近藤　すべてが基準値内っていうのは「すべての検査数値がかなり低い」ということ。これは統計データに照らすと、むしろ早死にしやすいんだよ、って話をしたんですよ。

和田　まあ、そうですよね。

まず、ＢＭＩが21しかないのは（身長171cm、体重62kg）、かなり問題。元気に長生きするには、本当はあと10kgほしいぐらい。

編集部　先ほど近藤先生にもＢＭＩが低すぎると言われたんですが、あと10㎏ですか！

和田　中性脂肪も１５０以上あったほうがいいんだけど、64しかないですね。運動のやりすぎなのかな？　粗食なの？

編集部　運動は特にしないんですが、歩くのが好きで、最低でも1日1万２０００歩ぐらいはふつうに。食事はちゃんと三食、摂っています。脂っこいものを、若干控えている程度ですね。

和田　そうか、食事はちゃんと摂っているんだ。

僕が問題にしたいのはね、健診結果にも書かれているけど、学会も厚労省も、なんの根拠もなく「男性は腹囲が85㎝以上だとメタボだ、危ないゾ！」って脅すわけでしょ。実際の統計では、メタボの人のほうが長生きしているのに……。

近藤　男性のほうが体格がいいのに基準値が低くて、女性の基準は腹囲90㎝以上というのもナンセンスでね。

全部適当に決めているんですよ（苦笑）。もう矛盾だらけなのに、みんな気づかない。

和田　週刊誌が最近よく、健診はおかしいとか、クスリは危ないって書いてますよね。

近藤　専門家の反論もないしね。

医者よりも週刊誌のほうがホントのことを言ってるなんて、ヤバいよ（笑）。

❖数値が低いままでは50代以降ガタガタっとくる

和田　コレステロールはどうなってるかな？

編集部　悪玉コレステロール値は98㎎／dLで、基準値は70〜139です。

和田　98では、これも低すぎるんじゃない？

ただ、あなたの場合、救われているのは「クスリによって低くなっているわけじゃない」ってことです。クスリで無理に下げてこの値だと、問題だけどね。

糖尿病の指標になるヘモグロビンA1cも、5・2％というのもちょっと低いな。

これも、あなたは若いからまだいいとして、お年寄りは基準値より高い7あたりが、いちばん長生きすると言われています。

どの数値もだんだん上がっていってもらわないと、50代以降ガタガタっとくるから。

編集部　うーん。低い点数を上げていくのって、受験並みにけっこう大変ですよね（笑）。

近藤　あなたはちゃんと食べて、よく歩いているから、体のほうでうまく調整して、少しずつ上げていってくれると思いますよ。

編集部　「人生100歳時代」って最近言われますが、まずは50歳以降を乗り切れるよう、「オールA」で満足しないようにします。

第 4 章
日本の異常な「正常値」信仰
健診ターゲットは40代50代へ

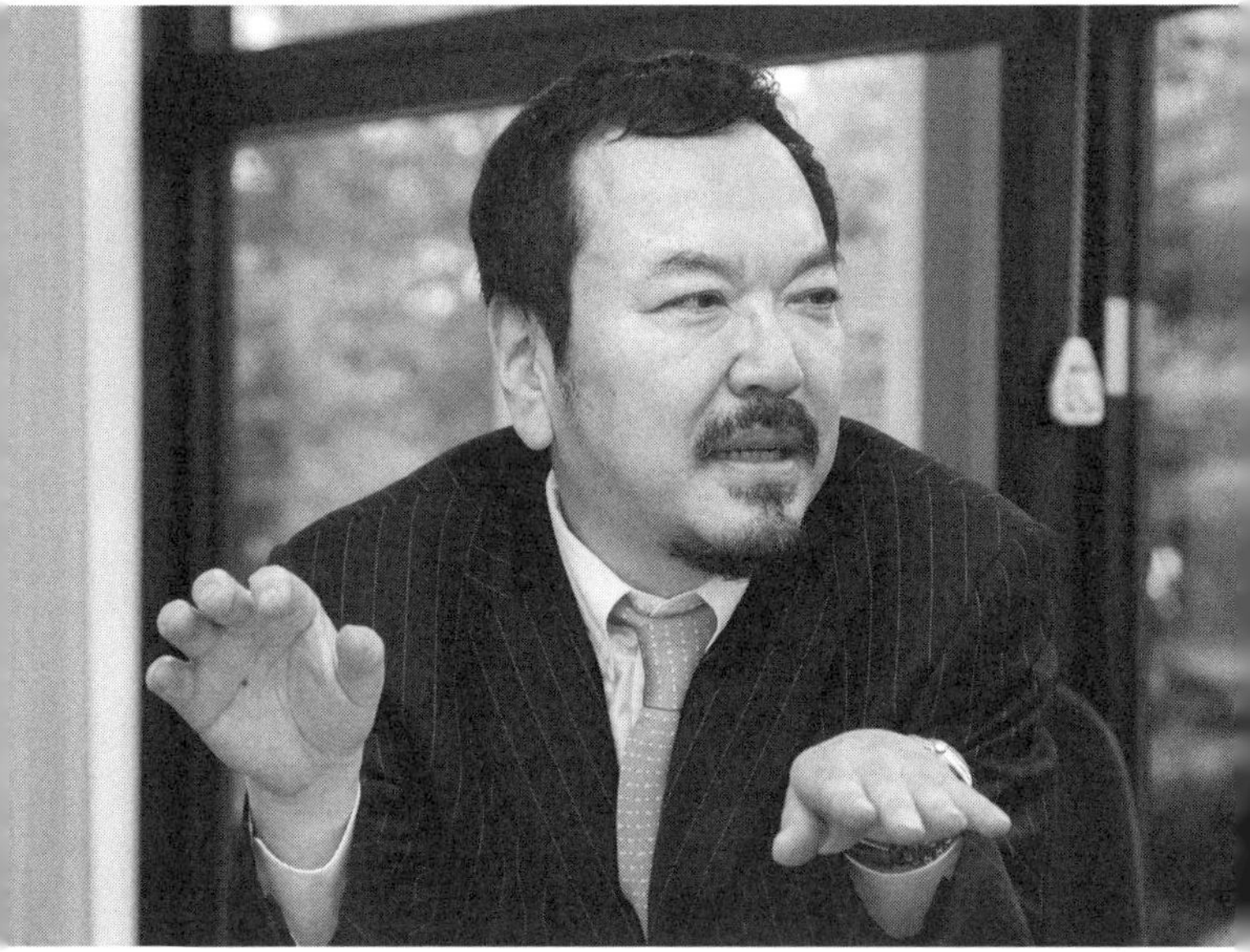

和田秀樹

❖医療ビジネスのターゲットはお年寄りから40～50代へシフト

いま、日本の健診ターゲットはお年寄りから40～50代に、急激にシフトしています。昔は働き盛りの40～50代の数が多く、健康保険は大黒字でしたので、その分をお年寄りに回すというシステムが、うまく成り立っていました。

日本の医療はお年寄りを検査漬け・クスリ漬けにして長期入院させて、「高齢者を食いものにする」ことで繁栄してきたのです。

ところが、お年寄りの数がどんどん増えてきたところに「団塊の世代」が定年を迎え、日本の65歳以上の人口は2017年9月の推計で3500万人を超えています。

老人医療の赤字分（徴収した保険料で足りない金額）を税金も含めた公費でまかなわなければならないので、財政はパンク状態です。

それで急に厚労省の言うことが変わって、最近しきりに「老人はもう検査を受けるな、クスリを使うな、がん治療も末期医療もやるな」という方向に誘導しているありさまです。

一方、さまざまな老化現象が出始める40～50代は〝カネ〟になります。いちばん大きな財源は、健康保険組合です。これは企業がカネを半分負担しますし、病人の割合も高齢者よりずっと少ないので、大変な黒字状態が続いています。

それで国はものすごい勢いで、実質、企業が治療費を負担する40～50代の「病人」を増やそうとしていると思われます。職場健診を義務化して、罰則をすごく厳しくしているのも、「40～50代の健診受診者と、検査の数をできるだけ多くして、病人を量産しよう」という目論見でしょう。

対談で詳しく取り上げていますが、検査をたくさん受けるほど、「異常値」が出て病人にされる確率が高まるようになっているからです。

また、今まで受けたことのない検査を受けて、新しく調べたデータに「異常」があると、誰だって不安になってクスリを飲まなきゃという気にさせられます。

特に40～50代の読者の方は金儲けのために健診のメインターゲットにされていることを強く自覚し、『やってはいけない健康診断』という本書のタイトルの意味と、この章で述べていることを頭に叩き込んで、身を守ってください。

❖クスリを売るためにつくられた、うさんくさい「正常値」「基準値」

日本の医療界には「正常値（あるいは基準値）」主義がはびこっています。なにかの臓器の機能や血液成分を検査して、そのデータが正常値から外れていると、患者さんが元気であっても「異常値＝病気」とみなします。

そして、その数値を正常値に戻すためにクスリを処方する。そのクスリの副作用で患者さんの具合が悪くなったとしても、とにかく数値を正常値に戻すことが先決。

これがいまの日本の医療であり、医者の仕事です。まるで、クスリで正常値に戻すことを使命にしているようです。

ところが、「正常値に戻す」と書きましたが、この正常値自体、うさんくさいところが多すぎるのです。

たとえば、「ある病気について大規模調査をしたら、こういう数値のグループがいちばんなりにくいとわかった。だから、それに基づいて正常な範囲を選定した」などの、納得のいく根拠が見当たりません。

実際には、平均値に標準偏差の何倍かを加えた程度のおおざっぱな検査データや海外のデータの受け売りを、「正常値」「基準値」と称しているに過ぎないのです。

血圧の基準値を、まっとうな理由もなくどんどん下げる。日本人はコレステロール値が高いほうが長生きすることがわかりきっているのに、10年経っても基準値を上げない。そんな「基準値をできるだけ低くしたい」という意図が見え見えの工作も目につきます。また、年齢差や男女差を無視した基準値がほとんどなので、「90歳のお年寄りも、20歳の若者と同じ数値でないといけない」といった、おかしなことになっています。

こんなありさまですから、「クスリで数値を正常値に戻したら、本当に病気の予防に役立つのか」「検査データが正常値から外れていたら、本当のところ、どのぐらい命が縮むのか」といった肝心なことが、全く見えてこないし、それを調べようという動きもほとんどありません。

日本の健康診断は、こういったうさんくさい「正常値」「基準値」で成り立ち、多くの人が数値だけで「病気」にされて、効く根拠のないクスリがバンバン出されているのが現状です。

つまり、医者にとってお客さんである「病人」をたくさんつくり出し、クスリを売るために「正常値」「基準値」がつくられているわけです。

❖基準値はクルクル変わり、複数出てきたりする

基準値がよく変更になったり複数出てきたりするのも、実にうさんくさいと言えます。

たとえば、２０１４年に日本人間ドック学会と健康保険組合連合会が合同で作った「検査基準値及び有用性に関する調査研究小委員会」は、「新たな健診の基本検査の基準範囲」というものを発表しました。

そこで示された血圧やコレステロールの基準値は、従来発表されていた数値よりも、ゆるくなっていました。

たとえば血圧の正常値は、次のように変更されていました。

【従　来】（上）～１２９（下）～84
【新基準】（上）88～１４７（下）51～94

これによれば、従来は高血圧とされていた１４０の数値の人でも、新基準では正常値になります。上の血圧が１４０でこれまで真面目に服薬を続けていた人は、「いままで飲んできたクスリはいったい何だったんだ？」ということになります。

ところが、小委員会とは別組織の「日本高血圧学会」が発表している高血圧の基準値を見てみると、１４０以上は高血圧とされています。「じゃあ、やっぱり自分は高血圧

なのか。クスリをやめないほうがいいのか?」と、医者も患者も右往左往です。

小委員会が発表した、このゆるい正常値や判定基準には、「日本高血圧学会」や「日本動脈硬化学会」、さらには「日本医師会」や「日本医学会」などが猛反発しました。「小委員会が発表した内容は、エビデンス（医学的根拠）が高いとは言えない」と批判し、最終的には小委員会サイドから、「今回の数値は基準値となるものではない」という声明が出て、事態は一応収まりました。

高血圧については、1987年に厚生省（当時）が示した基準は上が180だったのに、根拠も示されないまま160、140と下がってきた経緯はよく知られています。

人間ドックを受けた患者さんの健康状態を比較したデータを「エビデンス（医学的根拠）が高いとは言えない」と言いながら、自分たちは何ら大規模調査や長期の追跡調査を行っておらず、「エビデンス（医学的根拠）が高いとは言えない」どころか「エビデンス（医学的根拠）がない（海外のものは多少ありますが、日本人の体質や食生活を考慮した日本でのエビデンスがない）」ものを押し付けているわけです。

このように、正常値や判定基準はクルクル変わり、それぞれの学会によっても異なったりするわけですから、患者さんも、クスリを出す医者も混乱するのは当然でしょう。

❖正常値を保つためにクスリを飲む愚

僕は、医療は基本的に「人をラクにする」ためにあり、医者の仕事も「患者さんの苦痛を取って、ラクにしてあげる」ためにあると考えています。

痛みがあるときに痛みを取れば、ラクになる。

だるいときにだるさを取れば、ラクになる。

クスリも、患者さんをラクにするためにあるのですが、必ずしも「現在の苦痛」を取り除くためとは限りません。

健康診断をきっかけに、正常値を保つために飲んでいるクスリは、「将来の病気の予防のため」、つまり、これからの苦痛を避けるために飲んでいるはずです。

たとえば、血圧を基準値に保つクスリは動脈硬化を遠ざけ、血管が切れたり詰まったりするのを防いでくれると期待して飲み続ける。

でも、クスリの効果は不明だし、むしろ副作用で早死にするかもしれません。

なぜなら、日本人を対象に「血圧を下げるクスリを飲んだ人たち」「クスリを飲まない人たち」を長期間フォローして死亡率や心筋梗塞のなりやすさなどを比較したデータというものを、僕はほとんど見たことがないからです。

唯一の例外がディオバン（高血圧治療薬）の長期的な効果を見たKYOTO HEART STUDYなど一連の大規模調査ですが、データ改ざんがひどかったことは報じられている通りです。

欧米ではほとんどの国で心筋梗塞が死因の1位になっていますが、日本ではがん死がトップです。

外国人と日本人では、体格も食べるものも違います。なのに、日本人を対象にした学術調査をほとんどしないまま、外国のデータなどを日本人に当てはめて、いい加減に正常値が決められています。

また欧米のデータを見ると、「クスリで数値を下げた人たちは、なにもしない人たちよりむしろ早死にしやすい」という結果が出ているものもあります。

血圧を無理に下げると、特に私がふだん診ている高齢者の場合、せん妄（一時的な精神錯乱）などの意識障害の原因になったり、ふらついて骨折する危険も大きくなります。

低血糖も、長く続くと脳に重大なダメージを及ぼしますし、短い時間の低血糖でも失禁や意識障害の原因になります。

つまり、基準値を守ろうとして逆に命を縮めてしまうリスクは、かなりあるのです。

しかし、そういう発想の追跡調査は行われていません。

だとしたら、多少血圧が高くても特につらい自覚症状などがなく、血圧を下げるとだるくなってしまうようなら、基準値を保つためのクスリは飲まないほうが賢明ではないでしょうか。

僕自身、上の血圧が190から200あったときも、特に頭が痛くなったりはしなかったので、クスリを飲みませんでした。200を超えたときはさすがに180くらいまで下げましたが、それ以上クスリを飲むと体がだるくなるので、やめています。

❖生活習慣病は「一生クスリ漬け＝副作用漬け」になりやすい！

「なるべくクスリは飲みたくない」と言う人は、けっこういます。クスリには必ず毒性と副作用があるからでしょう。

実際、風邪をひいても風邪薬を飲まない、高熱が出ても解熱剤を飲まない、という人は珍しくありませんが、どういうわけか、同じ人が血圧のクスリをずっと飲んでいたりするのです。

これはクスリの飲み方をよく知らないか、副作用についての考え方がズレているか、あるいはその両方だと思います。

副作用のリスクだけを考えると、風邪薬のように一時的に飲むものは、副作用も一過性のものと言えます。飲まなくなったら、通常は副作用も治まりますから。

また、風邪薬は市販薬にしても処方薬にしても、ひどい副作用が出ることは、ほとんどありません。もっとも、体質なのか、確率的なものなのか、数万人に1人くらいの割合で、死につながるような重篤な副作用が出ることはあるのですが、基本的にはあまり心配しなくていいと思います。

つまり、風邪薬のようにすぐにやめられるクスリは、あまり怖くない。僕は、熱やセキが出て苦しいときには、ガマンしないでクスリを飲んだほうがいいと考えます。

一方、高血圧や高血糖を抑えるクスリはどうでしょうか。

たしかにクスリを飲んでいると数値は下がるし、将来的に体によい影響を与える可能性があるかもしれません。

しかし、高血圧や高血糖を抑えるクスリはよく「フラつく」などの副作用が出ます。

また、「ずっと飲まないと、また数値が上がりますよ」と医者に言われて、何十年も飲み続けることになりやすい。

いまは副作用による体への負担をあまり感じていなくても、5年後、10年後はどうなるのかを考えるべきでしょう。

どのクスリも「飲み続けて長い年月が経ったときに、どんな副作用が出てくるのか」についての研究は、ほとんど行われていないのです。

また、年を取れば取るほど臓器が弱って、代謝も落ちて、毒素が体にたまりやすくなります。60歳のときにはなんともなかったのに、70歳になって薬害が出てくるということも十分あり得ます。

10年経っても害が出ないこともあるでしょうから、一概に危険だとは言えませんが、安全と言い切ることもできないのです。

これはアメリカのデータですが、70代まではクスリで血圧を下げると死亡率が下がるが、80歳以降は降圧剤を飲んでいる群と飲んでいない群とで全く差がないというデータがあります。年を取るほど副作用による害が大きくなるからでしょう。もちろん、これについても日本のデータはありません。

長期的に服用するクスリは、副作用の害も長期的に体を痛めつける、ということを忘れないでください。

❖医学部と製薬会社がつくった正常値神話

お年寄りに話を聞くと、クスリを10種類、15種類と飲んでいる人はザラにいます。

日本人がクスリ漬けになっている理由のひとつは、大学病院の医局が、クスリを増やす研究をしているからです。

そう言ったら、みなさんはどう思われますか？

医局は大学病院のすべての診療科にある、研究室や医者のグループです。教授を頂点とする、ピラミッド型の組織を想像していただくと実態に近いでしょう。

その医局が、なぜクスリを増やす研究をするのでしょうか。

それは製薬会社から医局にお金が回ってくるからです。要するに、お金のためです。

その多くは「研究費」という名目のお金ですが、教授秘書や医局秘書、あるいは研究室のお手伝いをする研究助手にも、研究費から給料が支払われています。

つまり、医局の運営は製薬会社からもらうお金でまかなわれているのです。

だから医局は、クスリで儲ける製薬会社の意向に沿うように、日夜クスリを増やす研究や、売れるクスリをつくる研究をし続けています。

一方で、文科省や厚労省から与えられる研究予算があまりに少なく、研究だけでなくスタッフなどの人件費などの面でとても医局を維持できないから製薬会社に頼らざるを得ない――そういう、気の毒な側面もあります。

このような医学部と製薬会社の癒着は、国境を越えています。

アメリカには、非営利の消費者組織が発行する『コンシューマー・レポート』（本来consumer reportsなのでコンシューマー・リポーツが正しいと思うのですが、Wikipediaではそう表記されているので）という、大きな影響力を持つ雑誌があります。この雑誌で叩かれたクスリを使って副作用が起きたら、アメリカでは間違いなく訴えられることになります。

1993年1月、『コンシューマー・レポート』がザナックスという、全米で最も売れていた精神安定剤を、「依存性が強い」とやり玉に挙げました。

すると医師たちが訴訟を恐れてあまり使わなくなったので、ザナックスの売上は、その後の1年間で3分の1にまで激減しました。

その記事が出た年の5月、僕はサンフランシスコで開催された「アメリカ精神医学会」に出席したのですが、呆れました。

ザナックスを製造販売している会社の招待を受けて、日本の精神科医（日本を代表する大学教授たち。当時助手なのに唯一招待された人は今は教授になっていて、日本の精神医学界を牛耳っています）がファーストクラスで大挙して同学会にやって来て、高級ホテルに宿泊していたのです。要するにリッチな「接待旅行」です。

製薬会社としては、アメリカで売れなくなったクスリを日本に売りつけようと考えたのでしょう。薬害エイズの非加熱製剤と、全く同じ構造です。

そして実際、このザナックスという精神安定剤は「ソラナックス」という名前で、いまだに日本で広く使われています。

このクスリが『コンシューマー・レポート』で叩かれたことさえ知らずに処方している医師が大半でしょう。

多くの医師は接待に弱いうえ、一般に信じられないほど不勉強です。大学教授になると地位に胡坐をかいてさらに勉強しなくなる人が多く、医学知識が10年、20年前のまま更新されていないことは当たり前です。

その彼らが医学生や若い精神科医の教育に当たり、医学部入試面接の試験官までしているのです。

もちろん、こういうことは氷山の一角にすぎません。

医学部と製薬会社のズブズブの関係から新しいクスリがどんどん生まれ、それを売りさばくために「正常値」「基準値」がつくられ、低いほうに低いほうに操作されている。

その〝食いもの〟にならないように気をつけるべきでしょう。

❖クスリ漬け医療を蔓延させる「専門分化主義」

高齢者にクスリが15種類も出されるような多剤処方、いわゆる「クスリ漬け医療」が蔓延するのは、金儲け以上に医学教育の「専門分化主義」にも問題があると、僕は考えています。

実際、クスリを使うほど接待や研究費が増える医局と違って、一般の医師の場合は医薬分業（薬を医院や病院で処方せず、調剤薬局で処方するシステム）になってクスリを多く出しても収入が増えなくなったのですが、クスリは減りませんでした。

大病院、特に大学病院に行ったことがある方はお気づきでしょうが、いつの間にか「内科」が消滅して、代わりに呼吸器内科、内分泌科、消化器内科、循環器内科という臓器別の診療科がズラッと並んでいます。

「この臓器の病気」と診断がついて、専門的に治療を行うときには、このような専門分化は望ましいのです。珍しい病気の場合はとりわけそうなります。

しかし専門分化が進むと、その医師の「専門外」の分野の治療はお粗末になりやすくなります。

大学病院や大病院の医師が個人で開業する場合、糖尿病の専門医や消化器内科の専門医として開業できればいいのですが、それでは広く患者を集められないので、多くは「一般内科」の形で開業することになります。

ところが高齢者の多くは「高血圧で血糖値も高く、そのうえ骨粗しょう症も始まっている……」というふうに、ひとりでいくつもの病気を抱えているのがふつうです。

そうなると循環器の専門医は、高血圧については自分の専門知識で治療ができますが、糖尿病や骨粗しょう症については、専門外の素人のような感じで治療に当たることになります。

もちろんそういう場合の医者向けのマニュアル本は、いっぱい出ています。それぞれの病気の「標準治療」が紹介されている本です。

そこには「どんな検査をして、どんな治療をすればいいいか」が書かれていますから、確かに大はずれは避けられるかもしれません。

しかし、この医師向けマニュアル本には、たいていの疾患について「この病気の標準治療としては、2、3種類のクスリを飲ませればいい」と書かれています。するると、4つの病気を抱えたお年寄りに「標準治療」を行うと、10種類前後のクスリを飲ませることになるわけです。

ところがこの手の標準治療には、ほかの病気の合併は考慮されていません。基本的に、その病気の専門家がマニュアルをつくるのですが、それ以外の病気の知識は乏しいから「別の病気のクスリを飲んでいる患者には、処方をどうすればいいいか」などということはわからない。もちろんマニュアル本にも、そういう説明は載っていません。

というわけで、ほかの分野のことを知らない専門医が次々と開業していくうえに、患者はこれから高齢化する一方なので、クスリ漬けはますますひどくなっていくのです。

おまけに大学病院というところは、教育する立場の医師がほとんど、この手の専門家です。いくつもの病気を抱えた人にクスリの優先順位をつけて、適正なクスリしか出さないというような総合診療医はほとんどいません。

そういう人たちが医学教育を牛耳っている以上、受けた教育に忠実な、マジメな医者ほど薬をたくさん使ってしまうことになります。これでは、制度を多少いじっても焼け石に水でしょう。

❖40代になったら「がん検診」「がん治療」をどうするか決めておく

日本人の死因のトップはがんで、50歳以降、急激にがんにかかりやすくなります。だから40代になったら、これからの人生で「がん検診」「がん治療」をどうするか、決めておいたほうがいいでしょう。

近藤先生は常々「カタマリをつくる胃がん、肺がん、大腸がんなどは、手術や抗がん剤治療をしないほうがいい」と主張されています。

では、たとえば胃がんを放置して治療を一切しないのと、受けられるだけ治療を受けるのとでは、どちらが長生きするのでしょうか？

本当のところはわからないと、僕は思っています。

どのがんについても、放置グループと治療グループを長期間追跡した大規模な比較調査が、ほとんど行われていないからです。

ただし、お年寄りを数多く診てきた僕がひとつ言えるのは、少なくともお年寄りに関しては「がん検診、がん治療を受けない選択をした人のほうが、心身はずっとラク」だということです。

特に大きな手術をすると、体力が確実に落ちて、なんらかの不自由が生じてしまうのが現実です。抗がん剤などのクスリを使った化学療法も、みなさんご存じのように〝超〟がつくほど体調が悪くなります。

強いて挙げれば、放射線治療ぐらいがましなほうだと言えるでしょう。

ある程度の苦痛をガマンしてでも長生きをしたいという人もいれば、長生きできなくても、できるだけラクな方法で最期を迎えたいという人もいるはずです。

近藤先生は、がんを放置した患者さんを数百人、長期間診てきた経験などから、「がんを治療しないほうが、ラクなだけでなく、治療するより長生きできる」とも言われています。

僕は昔勤めていた病院で、90歳、100歳で亡くなった方の死後解剖や、病理の発表会に数多く立ち合ってきました。この年代の人のすべてのご遺体から、がん細胞が見つかりました。「85歳を過ぎて体じゅうどこにもがんのない人は、ほとんどいない」ことを、この目で確かめました。

もちろん、これらのがんのほとんどは生前見落とされていて、がんが死因でなかった人のほうが多かったのです。つまり、本人はがんを抱えていることに気づかないまま、穏やかに長寿を全うされたわけです。

となると、がん検診を受けてがんを見つけること自体から避けたい、と考える人もいるでしょう。

がんに限らず、老いの時期に病気とどうつきあうのか、どういう死に方をしたいのか、元気なうちに自分で決めておくことが大切だと僕は信じています。

第 5 章
だれがだれのために、健康人を病人にするのか

健診を取り巻く不都合な真実

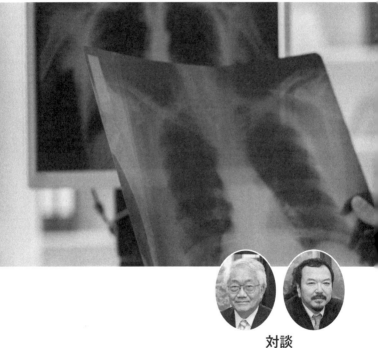

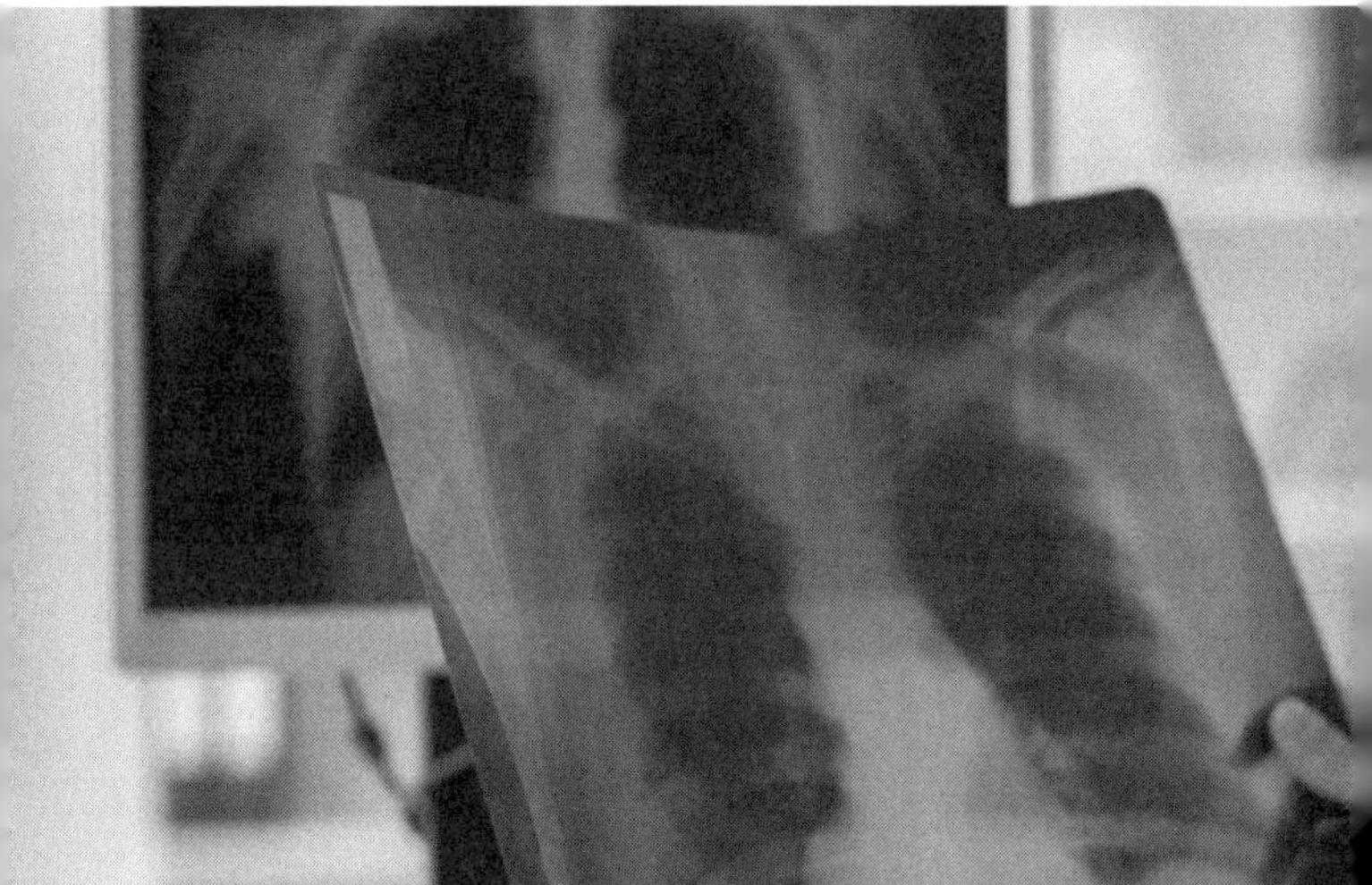

対談
近藤 誠×和田秀樹

❖「思いつき」から生まれた職場健診、集団がん検診、人間ドック

和田　世界中で日本人だけが、どういう経緯でこんなに健診を受けさせられるハメになったのか、ルーツをたどるとこれまた驚きますよね。

近藤　信じられないような話なんだけど、この国でふつうに行われている、職場健診や集団がん検診や人間ドックはどれも「思いつき」から始まっていてね。「定期的に検査をしたら寿命を延ばせるだろう」とだれかが思いついて職場健診が生まれて広まって、いつの間にか会社員の義務になってしまった。

和田　人間ドックも同じですよね。

近藤　人間ドックも、なんの根拠もなく日本で生まれて、いま年間３００万人もドック入りしてる。

これも、いかにも体のメンテナンスができそうなネーミングが、人々の心をとらえたんでしょう。

和田　人間ドックは、従業員に受診させないといけないという法的な義務はないけど、会社によっては、部長クラス以上は人間ドックを毎年受ける、とか、35歳以上になった

ら人間ドックも選べるとか、会社や健康保険組合の制度になっているところもあります。

近藤　検査項目が50以上もあるから、ほとんどの人が「異常」を指摘されてしまう。日本人間ドック学会が、2015年に人間ドックを利用した人たちを対象に調査した結果を見ると、検査項目すべてに異常がなかった人は、たった5・6%ですよ。

和田　1984年度の調査では29・8%になっています。この30年、日本人の平均寿命は延び続けているのに、健康人が24%も減ってしまったことになります。

そして「異常」と言われてクスリを処方してもらうとなると、医者は「疑い」の段階でも必ず病名を付けなければならない。

検査項目3つが「異常」で、それに対してクスリを出してもらうと3種類の病名がつくし、クスリで胃が荒れるのを防ぐ胃薬の処方でも「胃炎」とかの病名がつきます。

近藤　人間ドックは、おもしろいほど病人を量産できるシステムです。

日本の人間ドックを推進してきた医者たちを見ると、昨年亡くなられた日野原重明さん（元聖路加国際病院院長）をはじめそうそうたる顔ぶれで、評判を聞く限り、いずれも立派な人格者です。

なのに、人の命を左右するシステムを、データ的根拠もなく始めてしまった。まわりも、そういう非科学的な人たちを医療現場の指導者として仰いできた歴史があります。

❖コレステロールは高めの人が長生きなのに、学会は無視

和田　前にも話が出ましたが、海外のデータを見ても、たとえばコレステロールを下げると心筋梗塞が減るんだけど、総死亡数だけ見ると、ほとんど変わらないでしょう。

近藤　そうです。欧米の太りすぎの人たちは、コレステロールを下げると多少、心筋梗塞の死亡率は減る。だけどその欧米でさえ、総死亡数は減らないわけです。

和田　ちなみに、日本人はコレステロールをクスリで下げても心筋梗塞は減らないですからね。

近藤　そうです。コレステロールについては、外国を見習うのはよくないね。

欧米には、お腹まわりがでっぷり太った〝ビヤ樽型〟の肥満の人が多くて、内臓脂肪がたまってるから心筋梗塞が起こりやすくなる。死因の1位も、欧米は心臓血管病。

でも日本には、ビヤ樽みたいに太った人はほとんどいないから。

和田　日本でも大規模な追跡調査はときどき行われていて、たとえば東京都小金井市では高齢者を15年間追いかけて「コレステロールは高めのほうが長生き」と発表している。

だけど学会は知らんぷりです。

今さら「コレステロールは高めのほうがいい」なんて言ったら、学会ボスのメンツをつぶすことになるから、村八分になって、医学部の教授にもなれない。

だから学会ボスが定年退職すると、新しい説が使われるようになるわけです（笑）。

近藤　結局ね、医者、製薬会社、医療機器メーカー、官僚、みんな医療のパイを大きくして利益を得たいわけ。だから健診をはじめとする〝患者増産策〟をいろいろ考え出して、必要のない治療やクスリを患者に押しつけてきたわけです。

患者や家族には「本当にこの治療が必要なのか？」という疑問や不信感があっただろうけど、彼らに本当のことを言ってくれる医者がいなかった。

❖厚労省の研究結果も「メタボは長寿」「やせすぎが最も短命」

和田　学会ボスと言われる面々には、ほんとに呆れますよ。

日本でメタボリックシンドロームを提唱して、あれだけ排斥運動をやっている松澤佑次氏（元大阪大学医学部教授）は、自分は絶対やせないんですから（笑）。

たぶん彼は「やせないほうが長生きできる」ことを知っている。

彼のあとに教授になった人は、自身もやせています。その人のほうが、データを勉強しないでボスの言うことは何でも信じるおバカさんなんでしょう。

厚労省も相変わらず、メタボはよくないって言い続けています。

近藤　日本の男性ではＢＭＩが21未満のやせているグループと、30以上の非常に太ったグループで、がんの発生率が高くなってる。

ＢＭＩが19未満の最もやせている人のがん発生率は特に高いです。

和田　厚労省の補助金を受けた研究でも、実はメタボは長生きっていう結果が出ていますよね。

40歳の時点での平均余命を見ると、最も長かったのは、男女ともにＢＭＩ25〜30。平均余命は男性で41・6年、女性は48・1年でした。

逆に最も短かったのはＢＭＩ18・5未満で、平均余命は男性で34・5年、女性で41・8年と、7年ぐらいの大差がついてました。

近藤　ＢＭＩ25〜30っていうと、身長１７０㎝の男性なら体重72〜87㎏。

和田　日本では「肥満」とされて、完全にメタボと言われてしまう体型が、実は最も長生きなんです。

近藤　ＢＭＩが「普通」でも「肥満」でも、平均余命にはほとんど差がないんだよね。

和田　もうひとつ、アメリカで29年間にわたって追跡した国民健康栄養調査の結果が発表されています。

これを見ると、いちばん長生きなのはＷＨＯが「太り気味」としているＢＭＩ25〜29・9で、18・5未満の「やせ型」の死亡率は、その2・5倍も高くなっています。

近藤　結局、ビヤ樽のように太っていない限り「やせてはいけない」ということになる。

和田　肥満は病気の原因になる、ということばかり強調されていますけど、実は「やせすぎ」の人がいちばんがんになりやすいし、早死にしやすいんですよね。

僕も学会の講習会を受けないと認定医でいられなくなるから、しょうがなくて講習会に出るんだけど、松澤氏のお弟子さんのパワーポイントには「メタボは危険」とか、ウソが並んでいるわけです。

❖日本人間ドック学会の「ゆるい」新基準値で大騒ぎ

和田　２０１４年に、日本人間ドック学会と健康保険組合連合会が１５０万人の健診受診者の「ビッグデータ」を分析して、今までよりゆるい「新基準値」を発表したときは大騒ぎになりましたね。

近藤　たとえば高血圧の場合、従来の正常の上限値である129よりも大幅にゆるい147という新基準値が示されたものだから、高血圧学会が大あわてで反論したり。

血圧のほかにも全部で27項目、予防医学の観点から、コレステロール、血糖、中性脂肪なんかを調査して、今までの基準になかった、性別や年齢差による違いも調べてね。

和田　超健康人、っていう言葉も話題になりました。

まず、150万人の中から「過去に大きな病気をしていない、煙草も吸わない、飲酒は1日1合未満」などの条件をクリアした約34万人の「健康人」を選抜して。

そこからさらに「超健康人（スーパーノーマル）」を絞りこんで、約1万〜1万5000人の検査値をベースに、各項目の基準範囲を求めました。

近藤　その数値がことごとく、今までの常識をひっくり返すもので、たとえばメタボ健診では「標準体型はBMI25未満。25以上は肥満」とされていたのが、男性は27・7、女性は26・1までが「標準」に変わったり……。

和田　「空腹時血糖値」も、今までの基準値では99までが「正常」だったけど、「超健康人」の基準範囲は「男性83〜114、女性78〜106」でした。

医学会からは大バッシングが起きたけど、前にも話したように、高血圧学会や老年医学会が主張する基準値は、自分たちで大規模な調査をして導き出したものじゃないんだから、本来はなにも言えないはずなんです。

近藤　そうですね。さらに、この「超健康人」から割り出した基準範囲も、低いほうから高いほうに順番に並べて両端の2・5％をカットしてる。

そして、たとえば血圧の上は147を基準値にしているんだけど、カットした合計5％の中には、上が150、160の人もたくさんいたはずで、基準範囲のワク外でも「超健康人」には変わりがないんです。

むしろ150万人すべての数値で測ったほうが、より公正な基準範囲を示すデータになったと思いますよ。

和田　はたして「超健康人」って本当に健康なのか、元気で長生きできるのかという、根本的な問題もありますよね。

もともと、人間の体の中でなにが起こっているかは、わからないことだらけですから。長期の比較試験をしてみないことには、なにも言えない。

❖日本で累計1兆円。降圧剤ディオバンの闇

和田　根拠のない基準値が健康診断でひとり歩きしてきたのは、製薬会社が幅をきかせていることも大きいですよね。

近藤　さっき「血圧の基準値を10下げると、新たな高血圧患者が1000万人生まれる」って言ったけど、基準値を下げれば下げるほど医療のパイが大きくなって、国民以外はいいことばかりなんです。製薬会社も、医療界も、国も。

だって、新たな患者が大量に生まれるとクスリを増やせるから、製薬会社は売上が上がる。病院は患者が増える。大学病院や学会には研究費やキックバックがたっぷり入る。厚労省は自分たちの仕事が広がって天下り先も増える……。

和田　高血圧治療薬のディオバン事件で、持ちつ持たれつの構図が知れ渡りましたね。

近藤　ディオバンは国内で「血圧だけでなく脳卒中や心筋梗塞のリスクも下げる」って、大々的にPRが行われて、日本での売上累計は一時、1兆円に達してました。

ところが「効く」っていうデータが、ねつ造されていて。

和田　開発したノバルティスファーマ社は、医薬品の売上が世界トップランクです。なんとしても「ディオバンを日本で使ったら5年後、10年後に脳卒中や心筋梗塞が減

る」という証拠をつくりたかったんでしょう。

欧米では多少なりとも効果が出ていて、イケるという勝算があったんでしょうけど、日本人は体質や食生活が欧米と違うせいか、よい結果が出なかった。

それでデータが改ざんされたわけです。

近藤　ディオバンが日本で使用承認されたあと、国内の5つの大学が効果を見る臨床試験を行ったんだけど、ノバルティスファーマ社が総額11億円以上の寄付金を渡していたことがあとで発覚して、大きく報じられました。

そのうえ、当時ノバルティスファーマ社の社員だった人間が身分を隠して研究にかかわり、データにも直接タッチしていた。論文を最終的にまとめたのも元社員です。

和田　2017年3月、東京地裁で元社員にまさかの「無罪」の判決が出て、検察が控訴していますね。

❖「クスリが役に立つ」というデータはたいていい信用できない

和田　この事件で僕が思ったのは、ディオバンの効果について、日本人のエビデンス（医学的証拠）をつくろうとしたことだけは評価できるのかなと。

近藤　だけど比較試験のやり方が、エビデンスにするには中途半端だったんだ。研究をするのはいいことだけど、やるならちゃんとやってほしいよね。

和田　少なくとも、欧米人のデータが必ずしも日本人には当てはまらないことがわかったのは意味があったんじゃないかと……。

近藤　欧米人にやったデータが日本人に使えるのかっていうのは、根本的な疑問ですね。だから、海外できちんと比較試験をやって違いが出たら、日本人にも違いが出るだろうと僕は思います。向こうでは10の効果が出たけど日本人は5だった、みたいなことはあるでしょうけど。

和田　なるほど。

近藤　ただ、欧米の臨床試験もインチキだらけなんです。「クスリが役に立つ」っていう結果が出ているデータは、細かく見ていくとたいていい信用できない点がいろいろあります。

たとえばオプジーボ。免疫細胞を活性化させるがんの特効薬だけどひとり当たり数千万円かかる、と問題になったクスリです。再発した肺がん患者での比較試験で、抗がん剤よりオプジーボのほうがちょっと生存率が高かったので、厚労省が承認しました。

ところが、未治療の肺がん患者で比較試験をやり直してみると、抗がん剤の生存率と全く変わらない、というより抗がん剤のほうが良好傾向。
だけど、だれも騒がないわけです。

和田　結局ね、ディオバン事件でも言えるのは、本当の問題点は「海外で最もいいデータが出ていたディオバンでさえも、日本人には心筋梗塞でも脳卒中でも、いいデータが出なかった」ことじゃないですか？
だから本来は「ディオバンに限らず、血圧のクスリには全部、意味がないんじゃないか」ってことが、騒ぎにならなきゃいけない。なのに、医者のモラルの話にすり替えられちゃったわけです。

近藤　その通りです。そういうすり替えに、またみんなコロッと騙されるんだよね。

❖「毎日ロキソニンを……」「えっ、なんで？」

近藤　ところで、和田さん自身はクスリをけっこう飲むんですよね？

和田　総合病院に勤めていたとき、ほかの科の先生と昼食を摂っていて、僕が食後にいっぱいクスリを飲むものだから、「和田君は、自分はクスリが好きなのに、患者さんにはなるべくクスリを出さないようにしてえらいね。ふつうと逆だね」って感心されたことがあります（笑）。

近藤　ストレスが多いのかな。

和田　痛みに弱いんです。まず毎日、ロキソニンを飲み……。

近藤　えっ。ロキソニンは胃潰瘍や腸閉塞を引き起こす恐れがあるから、欧米ではほとんど使われていないのに。

　なんで飲んでいるの？

和田　毎朝、起きると頭が痛いんです。自分の体のことだから、この頭痛のつらさを和らげられるなら多少、具合が悪くなってもいいやと思って。

　でも、これは近藤先生のご忠告に感謝ですけど、ついに（胃薬の）ザンタックをやめることができました。

近藤　よかったよかった（笑）。ザンタックはガスターと同じく、胃潰瘍薬のH_2ブロッカーで、せん妄や間質性肺炎が生じるなど副作用がきついから。

和田　よく胃が痛むから「痛くなる前に飲んじゃえ」って、ザンタックを毎日飲んでいたんです。やめたら胃が痛くなるかなと思ったら、意外に痛くならないから、「あ、クスリがひとつ減った」って喜んでます。

❖ビタミン剤ほどプラセボ（偽薬）効果の高いものはない

近藤　いまクスリは何種類ぐらい飲んでいますか？
和田　7〜8種類かな。
近藤　そんなに！　飲みすぎじゃないの？
和田　ロキソニン、粉の胃薬、それから慢性下痢の……。
近藤　僕も「がんもどき論争」のころは20年近く不眠症で、下痢が続く過敏性大腸症候群みたいなのもあったけど、クスリは飲まなかった。
　いまはぐっすり眠れるし、快便です。
和田　やっぱり僕は、ストレスが多いんでしょうね（苦笑）。
　でも、エビデンスのない生活習慣病のクスリはひとつも飲んでいません。僕が飲んでいるのは、痛みなんかを抑える対症療法薬と、あとはビタミン剤ですね。
近藤　ビタミン剤も全く意味がないっていう新しい論文が、アメリカから出てたけど。
和田　昔からみんなよくリポビタンDとか飲んでいるように、ビタミン剤ほどプラセボ

（偽薬）効果が高いものはないと思うんです。

僕は小さいころから口内炎がよくできる子だったんだけど、ビタミン剤を飲むと治っていたから、それだけでずっと飲み続けてきました。

近藤　口内炎ってほっといたら自然に治るから、そこでたまたまクスリを飲んだから効いた気がしてるのかもしれないけどね。

和田　あり得ます。

❖40年、健診を受けず、クスリも飲まず「病欠ゼロ」

和田　近藤先生は40年、健診も治療も受けていないとうかがっていますが……。

近藤　慶應大学病院の放射線科の医者になってすぐ、がんの入院患者をたくさん担当して、乳がんの抗がん剤治療なんかをとことんやりました。でも、副作用で苦しみ抜いて死んでいく患者さんが、あまりに多かった。

和田　当時の放射線病棟は、末期がんの患者さんでいっぱいだったんですよね。

近藤　そう。手術をしたあと再発・転移したとか、手の施しようのないがん患者が回されてくる場所で、放射線科へ入院した方はほぼ全員が亡くなっていきました。

それで「病気を早く見つけて治療するほど、苦しんで早死にしやすいんじゃないか」と思うようになって。

和田　強烈な体験ですね。

近藤　そこから、がんをはじめ大人がかかるたいていの病気は「老化」という自然現象で、治したり、生存率を伸ばすことはほぼ不可能だと思うようになったんです。

治せもしないのに、医者は自分の専門の方法に固執し、「あれもやろう、これもやろう」となりやすい。患者はクスリの副作用や、手術の後遺症に苦しんで早死にしやすい。そういうことがわかったので、病気を医者に見つけられるのはまっぴらだと。

和田　体重も？

近藤　うちには体重計も血圧計もありません。さっき言ったように、体のいろんな数値は自分の個性で、ベストに保たれているんだから測る必要はないと思って。ただ太りすぎはよくないから、ベルトの穴で判断して間食をちょっと控えたりはするけど。

僕は「医者にかからない」「健診などの検査を受けない」「クスリを飲まない」と決めて40年、病気で仕事を休んだことは一度もありません。

和田　おっしゃる通りだと思って、僕ももう5年以上、健康診断は受けていません。

❖まじめに健診を受けたら早死にした「フィンランド症候群」

和田　「フィンランド症候群」と呼ばれている、有名な比較試験がありますよね。定期健診を受けた人と受けなかった人の死亡率を調べたら、皮肉にも、まじめに健診を受けて、数値が高ければクスリで下げた人のほうが死亡率が高かったという……。

近藤　そうそう。40歳から55歳の男性管理職を15年、追跡した研究ですね。

総コレステロール値が270以上、上の血圧が160から200など、検査数値が高めの、いわゆる生活習慣病のリスクが高い1200人を、最初の5年間「定期的に検査を受け、医師の健康管理に従う介入群」と「なにもしない放置群」に600人ずつ振り分けました。

和田　スタートから15年後の結果は、「放置群の方が健康で死亡率も低い」でした。

近藤　介入群は医師からきっちり健康管理されて、降圧剤やコレステロールを下げるクスリを飲まされた人も多かったから、薬害もあったのではと言われています。

デンマークでも、30歳から60歳の男女を、「糖尿病や高血圧などの健診を受ける約1万2000人」「健診を受けない約4万8000人」に分けて10年、経過を見ています。

健診群には最初の5年間、食習慣や運動、飲酒や喫煙などの生活指導をしたけど、スタートから10年後、死亡率に差がなかった。心筋梗塞や脳卒中の発症率も同じ。
この研究では、フィンランドのとは違って、生活指導だけして医者がクスリを出さないから死亡率が変わらなかった、と僕は見ています。

和田　きっとそうでしょうね。

近藤　それから「フィンランド症候群」という呼び名は、医療界のネーミング戦略でね。これは比較試験で、その結論は世界中の人々に適用できるから正しくは「健診症候群」ないし「医療介入症候群」なんだけど、そうは言いたくないから「フィンランド症候群」と名付けたのね。このネーミングで人々は、北欧フィンランドの特殊事情とカン違いしてしまう。

和田　国の名前が入ると「おっ、なんだろう?」って、つかみにはなりますけどね。
僕も一時期、使ったことがあって、反省しています。

❖ガチガチの健康管理は、すごいストレスになる

和田　精神科医として「なにもしないほうが死亡率が低い」というフィンランドの結論

を見ると、心の問題がいかに身体に大きな影響を及ぼすかを痛感します。

結局、ストレスってすごい毒なんです。「塩分を摂りすぎる」だの言われ「太りぎみ」だの「コレステロール値が高い」だの言われ続けてガチガチに管理されることが、どれだけ大きな心の負担になるか。

近藤 そうですね。フィンランドの研究では、定期健診を受けたほうが事故死や自殺も多かったという結果だから、確かにストレスの影響も考えられます。

和田 がまん型の生活をしていると、食事も質素になりがちですよね。

近藤 世間で言われている健康を意識した食事は、たいてい栄養が偏って、おいしくなくて、やせて体力が落ちますからね。

なんでもバランスよく、ちゃんと食べたほうが、元気でいられるのにね。

和田 食べることへの興味や喜びを失うと、精神的にも老化が早まります。

食事でもなんでも楽しんで、いきいきと暮らすことが、結果的にいちばんの健康法だと思います。よく眠れるし、消化吸収もいいし、免疫システムも活性化しますから。

近藤 確実に言えるのは、「定期的に健康診断を受けると、病気や異常があると言われて不調になる人が激増する」ということです。

❖54歳の磯野波平が教える、日本人の若返り

和田　日本は１９５０年ぐらいまで、世界に名だたる短命国家でしたよね。

近藤　戦前戦後までは「人生50年」で、先進国の中で日本人がいちばん短命でした。

１９５０年代になって、ようやく平均寿命が男女とも60歳台に乗ったんだから。

和田　漫画「サザエさん」の新聞連載は終戦の翌年の１９４６年スタート。磯野波平さんは54歳、フネさんは48歳のままです。

二人とも、今から見るととっても老けてるけど、実際、当時の50歳前後はもう最晩年だったんですよね。

近藤　そこからの寿命の延びが目覚ましかったのは、医学の進歩のおかげだと思っている人が多いけど、最大の要因は、衛生状態や栄養状態がよくなったことなんです。

和田　そう、たとえば結核は、戦後すぐから激減し始めました。

近藤　終戦直後、吉田茂首相がアメリカに何十万トンも食糧を放出させたりして、国民の栄養事情が一気に改善したからね。

抗生物質のストレプトマイシンが日本に導入されたのが１９５１年だけど、その前か

ら、結核はすごい勢いで減り始めていました。

和田　それに抗生物質は結核の感染を防ぐわけではないので、あれだけ爆発的に流行していた結核の発症率が急激に下がったのは、僕も栄養の力がいちばん大きいと思います。戦後70年で、日本人の平均寿命は30歳も延びました。

近藤　庶民も肉、卵、牛乳をふつうに食べられるようになって、動物性たんぱく質をしっかり摂るようになったから。

和田　世界中の人たちの脂肪摂取量と平均寿命のデータがあって、たとえば脂肪は1日140gまでは、摂れば摂るほど平均寿命が延びています。

それから、肉類と乳製品も、多く摂る人たちほど長生きです。データを調べたんですが、平均寿命が50歳ぐらいだった1940年代半ばから現在までに、日本人の肉類の摂取量は1日5・7gから82・9g……14・5倍に増えています。乳製品は1日3・1gから115・4gに増えて37・2倍に。

同様に、米類は1・4倍、魚介類は1・6倍に増えて、野菜類は2割減、イモ類は8割減。

近藤　調べたら、明治時代の豚肉の摂取量が4gしかなかったのが、大正15年には50

0gに増えています。ただし年間摂取量。

平均寿命が短かったのも当然でしょうね。

❖がんになったらステーキやトロを食べて、少し太りなさい

近藤　僕は患者さんに「がんになったらステーキでもトロでもウナギでも、おいしいと思うものをたっぷり食べて、少し太ったほうがいい」と言うんです。

がんは正常細胞を押し分けるようにして広がるから、細胞を丈夫にして抵抗力をつけなきゃいけないよって。

和田　それはすばらしいアドバイスですね。

人間が「おいしい」と感じるのは甘いもの、脂肪分、うま味成分つまりアミノ酸で、これは考えてみると、三大栄養素なんですよね。

近藤　言われてみればそうですね。

和田　甘いものは、すぐエネルギーに変わる糖分。

脂肪は効率のいいエネルギー源で、細胞膜の生成や修復に欠かせません。

食事で摂ったたんぱく質はアミノ酸に分解されて、私たちの細胞の材料になります。

元気に生きていくために必要なものはおいしく感じるように、進化の過程で、体ができあがってきたわけです。

近藤　塩分もそうだけど、人類は体が欲しているものを「おいしい」と感じて、よく食べてきたから生き残ったんでしょうね。

和田　人間の体って、必要なものに対しては欲求が出るようにできていて、たとえば脳に酸素が足りなくなるとすぐにあくびが出る。

味覚も「体に必要なもの」を見分ける大切な機能ですから、おいしいと思うものを食べることは、大事なことですよね。

❖いまのBMIやコレステロールの基準値は、飢餓時代レベル

和田　それなのに、さっきも話が出たけど「粗食が健康にいい」と信じている日本人が多すぎます。粗食がいいなら、北朝鮮の人たちは長寿のはずですよね。

近藤　2017年版の「世界人口白書」で、北朝鮮の男性の平均寿命は68歳、女性は75歳。日本人より10歳以上も短命です。

和田　日本人もこれからどうなるか。

摂取カロリーが一人1日平均1900キロカロリー台で、北朝鮮が1800。1日2000キロカロリーを切っているのは、先進国の中では日本だけです。

近藤　いまの日本の、食事に関係あるBMIやコレステロールの基準値はとんでもなく低いよね。どの値も、平均寿命が50歳ぐらいだった、昔の飢餓時代レベルですよ。

和田　どうしてそんなことになるかというと、理由は単純で、「コレステロールを下げろ」と言うのは心臓が専門の循環器内科の医者たちだからです。

確かにコレステロールが高くなりすぎると、心筋梗塞や狭心症などの「虚血性心疾患」にはなりやすい。

近藤　ところが、前にも話が出たように、逆にコレステロールが高いほどがんになりにくく、低いほどがんになりやすい。

和田　日本ではがんで亡くなる人が圧倒的に多いですからね。

脳卒中も、実はコレステロールが高くて240から269もある人が、いちばんなりにくいですし。

近藤　それに、心臓疾患に対しては、バイパス手術とかいろいろ対処法がある。

でも、がんのほうは本物なら治せないし、患者もずっと多いから、どっちを選ぶかという話なら、コレステロールが高いほうがいい（笑）。

❖肉をガバガバ食べる、高コレステロールの人はうつになりにくい

和田　それでもまだ40歳までは粗食ライフにもそれなりに耐えられるけど、それ以上の年齢になると、体の抵抗力や復元力が、若いときとは全く違ってきますから。

ついでにちょっと詳しく言わせてもらうと、コレステロール値が低いと、うつ病にもなりやすいんです。

コレステロールは、「セロトニン」という、心を安定させる物質を脳に運ぶのに非常に大事な役割をしています。実際、コレステロールの高い人は、たとえうつになっても改善が非常に早いのに、低い人は悪くなっていきやすいです。

近藤　コレステロールは脳神経の細胞膜の成分で、神経機能がうまく働くためには必要不可欠。そのため、体重の2％の重さしかない脳に、からだ全体のコレステロールの3割が集まっています。だからコレステロールが低いとうつになりやすいのは当然とも言える。

和田　肉をガバガバ食べる、コレステロールの高い人のほうが、元気に楽しく長生きで

きるのは確かです。

「老研式活動能力指標」というのがありまして、「バスなどを使ってひとりで外出できますか」とか「銀行で、預金の出し入れができますか」「人の相談に乗ることがありますか」って、13項目の検査で自立度や活動能力を測るんですけど。

低コレステロールの人たちほど、年を取ったときに活動能力が落ちやすい。逆に高コレステロールの人たちはあまり低下しません。

近藤　もう一度、念を押すけど、そういう大事なコレステロールをクスリで無理に下げるなんて、とんでもないことなんです。

❖年とともに数値が上がるのは、必要な変化

近藤　和田さんが勤めていた浴風会は、高齢者専門の総合病院ですよね。

和田　「医者付き老人ホームの元祖」みたいな施設で、もともとは、関東大震災で身寄りがなくなった方の救護施設として、当時の皇后陛下の御下賜金でできたそうです。

東京帝国大学時代の医師が4人、常勤で付いて、300人から500人ぐらいの入居者はほぼ全員が浴風会で亡くなる。現在でも遺体の半数以上を解剖させていただいて、

脳の標本だけで7000個ぐらいあるんです。

近藤　すごいな。

和田　しかも毎年健康診断をやっていますから、入居者のさまざまな検査データを解剖した結果と絡めて、いろんな情報がわかるわけです。

近藤　世間で言われていることと現実は全く違うでしょう。

和田　データを見比べてみると、これまでの医学常識が、少なくとも高齢者には全く当てはまらなかったですね。

たとえば、まともな降圧剤がなかったころは、血圧が正常な人も高めでも、上が160ぐらいまでは生存曲線がぴったり重なっていました。

近藤　フィンランドでは、75歳から85歳で降圧剤を飲んでない500人余りの経過を見たら、最高血圧180以上の人たちがいちばん長生き。140を切る人たちは、生存率がガクッと落ちています。

和田　降圧剤が使われ始めてから、僕が浴風会のお年寄りを診た印象では、クスリで血圧を下げるとみんな調子が悪くなるんです。

近藤　やっぱり年とともに数値が上がるのは、老いに立ち向かうために欠かせない変化なんだよね。

和田　高血圧と言われると、前にも話が出たけど塩分を控えすぎて、低ナトリウム血症になりかねないのも怖いです。ひどくなると命にかかわりますから。

第 6 章
検査値や健診結果より大切なこと

過剰な医療介入を避けるための新常識

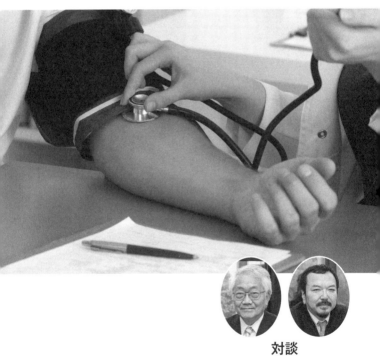

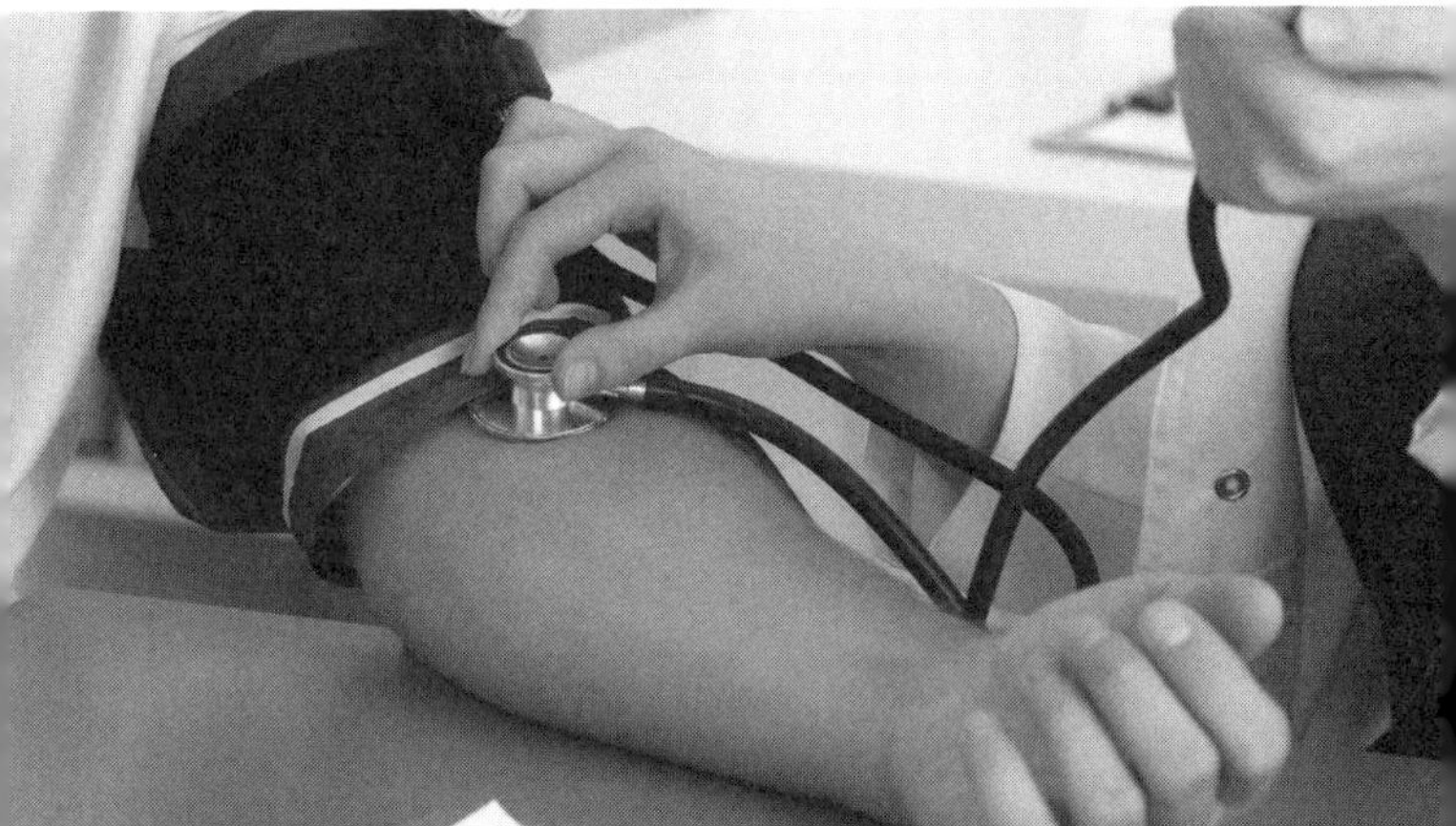

対談
近藤 誠×和田秀樹

❖「治療しないと大変なことになる」という宗教

和田　近藤先生を目の敵にする医者たちがよく、「近藤教」という言葉を使うでしょう。

近藤　この前、患者さんが別の医者に持っていくはずだった紹介状を見せてくれたんだけど、「近藤教の信者です。要注意」って、赤字で書いてあったよ（笑）。

和田　日本の医療界こそ、まるで宗教団体ですよ。「血圧を下げればいい教」「血糖値を下げればいい教」「がんは切ったほうがいい教」……宗派はいろいろ（笑）。

近藤　どの医者も患者さんに「これをやればあなたは助かる。治療しないと大変なことになりますよ」って、熱心に布教してるからね。

「近藤教」と非難するのは、ガリレオが地動説を唱えたときの教会の反応と同じです。彼は観察事実に基づいて意見を発表しただけなのに。

和田　地動説を認めると、聖書に記されていることと矛盾して基盤が揺らぎますからね。

近藤　教会は「異端だ」「異教だ」「火あぶりだ」と大騒ぎして、ガリレオを沈黙させた。

幸い今は火あぶりになる恐れはないけど、最近中国から相談にみえた患者さんが、「中国で近藤先生と同じことを言ったら、ヒットマンが雇われ、とっくに殺されてますよ」と、真顔で言ってました。

どの国でも医療の宗教性は、すごく強いんだなぁ。

和田　それでいて、たとえば「老年医学会」なんてエラそうな名前の学会にしてもね。「高齢者の血圧はどの程度がいいのか」「血圧のクスリをどの程度使うといいのか」みたいな、ごく基本的なことについての高齢者に対する大規模調査を、一度として行ってないんですから。

近藤　まともに調査したら、降圧剤で多数が死んでいることが誰の目にも明らかになるからでしょう。

がん治療も、主治医がウソをつくことで成り立っているしね。

たとえば、抗がん剤の比較試験データ作成には製薬会社がかかわっていて信用ならず、実は命を縮めるリスクのほうが高いという論文が、世界中で発表されてる。

あのオプジーボも、肺がんに対する実力は抗がん剤と同じかそれ以下、とか。

でも、本当のことを知らせたら患者に逃げられて、医療機関はつぶれちゃうから。

和田　抗がん剤市場だけで、2016年に1兆円を突破してますからね。

近藤　がんが巨大ビジネスになって、いまやいろいろな人の「めしのタネ」で、持ちつ持たれつだから、そう簡単には変わらないです。

❖考える時間を与えず治療に持ちこむ、詐欺師テク

和田　また日本人には「治療しないと大変なことになる」っていう脅しがよく効くから。

近藤　医者たちは「がんを治療しないとどうなるか」を見届けたこともないのに、よく口から出まかせを言うよなぁ。

僕はあらゆる部位のがん放置患者を数百人、最長25年以上診てきて、世界の医学論文も何万と読み込んで、いまは断言できる。がんの9割は、切除手術や抗がん剤治療をしないほうが、ラクに長生きできます。

たとえば、スキルス胃がんの手術をすると、ほぼ全員が2年以内に亡くなる。放置を選んだ僕の患者さんには、3年から9年生きた人が何人もいます。

和田　医者の多くも、抗がん剤はほとんど効果がないわりに、副作用だけはあることなんて、よくわかっているはずです。しかし患者には、とにかく標準治療。

近藤　患者さんの話を聞くと「ウムを言わさず治療に追いこむ」傾向が、大学病院でも国立がん研究センターでも、ここ数年、だんだんひどくなってる。

和田　いま、医者もノルマがあったりするから。

近藤　昨日みえた患者さんも、某医大で「子宮頸がんI期」の診断がついたとたん、まともな説明もなく「子宮全摘手術をするので、入院する日を決めてください」って、上から目線で言われたと、怒っていました。

子宮頸がんI期は大多数が「がんもどき」なのに。

和田　僕は心理学のテーマとして、詐欺師について調べたことがあるんです。まず古今東西の有名な詐欺師に、高学歴の人はほとんどいません。人を騙すのに必要なのは理論ではなく、感情に働きかける才能だからでしょう。

たとえば振り込め詐欺は、基本的に3つのテクニックで構成されます。「不意打ちにして考える時間を与えない」「不安感情で揺さぶる」そして「情報の遮断」です。

近藤　がん医者と全く一緒だ。

詐欺と言えば、「がんが治る」とか「消える」とかうたってる民間療法も、みんな詐欺ですからね。免疫療法が特にひどい。

この前、医療訴訟の相談にみえた熟年男性は、胃の粘膜がんでね。これは欧米では良性扱いで、100％「がんもどき」なんです。その男性は老後資金3000万円を使い果たして、ようやく「おかしい」と気づいたんだけど……。

和田　訴えても「事前に説明して、サインされましたよね」でおしまいですよね。

近藤　派手に宣伝している免疫療法クリニックでしたよ。

❖タバコだけはやめなさい。ただし65歳まで生き延びたら好きにして

近藤　あと、タバコだけはやめなさい、と。

和田　肺、食道、胃、すい臓、膀胱などの発がんリスクを高めることが、はっきりしていますね。

近藤　タバコの煙にはニコチン、タール、ヒ素、ダイオキシン……、有害物質が200種類以上も含まれて、そのうち数十種類が発がん物質。

特に飲酒しながらの喫煙は、有害物質の毒性が強まったり、吸収されやすくなって最悪です。ニコチンの毒性なんか青酸カリより強いけど、アルコールにすごく溶けやすい。

18代目中村勘三郎さん、やしきたかじんさんはどちらも大酒飲みのヘビースモーカーで、ともに食道がんの手術のあと、肺炎から呼吸不全を引き起こして亡くなっています。お酒とタバコで食道も肺も傷んでいたことが、早すぎる死の原因のひとつでしょう。

和田　動脈硬化も進むから、タバコを吸う人のほうが明らかに心筋梗塞や脳梗塞になりやすいし、ＣＯＰＤ（慢性閉塞性肺疾患）もつらいですね。

近藤　肺がスカスカになって呼吸がつらくなる「肺気腫」と、気管支が細くなる「慢性気管支炎」を一緒にした病名がＣＯＰＤで、別名「タバコ病」。患者の９割以上が愛煙家です。

和田　毎日20本のタバコを20年吸い続けると、２割がＣＯＰＤになっちゃう。酸素と二酸化炭素を交換している肺胞が破壊されるから、酸素をうまく取り込めなくて、陸で溺れる苦しみを味わうといいますね。

近藤　街中で酸素ボンベを引いて歩いている熟年男性の多くはＣＯＰＤです。

和田　ひとつ、浴風会のホームの入居者のデータがありまして。
　65歳以上に関しては、タバコを吸っている人と吸っていない人の生存曲線が変わらないんです。総括としては「タバコで死ぬ人はホームに入る前に死んでいるんだろう」と。

近藤　それは正しいかもしれない。

和田　タバコを吸っても１００歳まで生き延びる人は、「タバコに強い遺伝子」があるんだと思うんです。すると、もう少しゲノム医療とかが進歩して「この人はタバコを吸ってもいい。この人はよくない」ということがわかるようになるまではね。

タバコで早死にするかどうかは、クジ引きみたいなものですよね。

近藤　そういえば、慶應医学部の同級生が100人ちょっといて、何人かが60になる前に亡くなったんだけど、みんなヘビースモーカーだったなぁ。

和田　逆に60代半ばを過ぎたらもうセーフで、「今さらタバコやめなくていいよ」ってことになりそうです。あと、心の緊張がほぐれるから、多少自殺を減らす効果はあるかな。

❖予防薬は全部ダメだけど、なくしたら医療はつぶれる

近藤　世の中で「健康のために○○をしなさい、やめなさい」と言われていること、信じられていることって、たいてい証拠じゃなくて直感に基づいてますよね。

血圧やコレステロールにしても、クスリで下げないほうがいいというデータはたくさんあるんだけど、勉強してる、してないにかかわらず、たとえデータを知っていても、「それを言っちゃあおしまいよ」って無視したり。

和田　そうすると、「医療ってなんの役に立ってるの」ってことになりますよね。

僕は前にも言ったようにヤワなので、つらい自覚症状を和らげる鎮痛剤みたいなクスリだけは飲む主義なんです。

近藤　そこは僕と違うけど、個人の趣味みたいなものですからね。外来にくる患者さんにも、飲みたいって言う人に飲むなとは言わないのね。

和田　ただ、自覚症状を取るクスリならわかるけど、予防薬はね。5年後、10年後にどうなるかなんてわからないわけで。

近藤　予防薬はすべてダメだなあ。だいたい「患者を〝呼ぼう〟薬」になっています。でも予防薬をなくしたら医療はつぶれるから、絶対なくならない。

和田　ぶっちゃけ言っちゃうと、お年寄りを診ていると「なかなか遺伝子には勝てないな」と。確かに栄養状態は、劇的に日本人の寿命を延ばしました。

でもそれ以降になって、僕らの世代になると親も長生きしているから比べてみると、やっぱりアルツハイマーにしても長生きにしても、親がそうだと子もそう、っていうことが多い。

❖日本人のうつ、ボケ、寝たきりの多くは薬害

近藤　遺伝もあるかもしれないけど、日本人のうつ、ボケ、寝たきりはかなりの部分、薬害だと僕は思っています。

また降圧剤の話に戻るんだけど、高齢者の半数以上が飲まされているから、ほんとに罪つくり。いま日本人の脳卒中の大半は、血管が詰まる脳梗塞だけど、クスリで血圧を下げたために血管内で血が固まって脳梗塞になる人が年間何万人もいると推定されています。

和田　副作用もひどい。

近藤　失神、急性腎不全、肝機能障害、黄疸、白血球減少、低血糖……、数限りなくね。

和田　年を取るほど、若いときより半減期（体内に入った成分が代謝されて、濃度が半分になる時間）が長くなるから、過剰投与になりやすいし、副作用も出やすくなります。

むやみにクスリを飲むと、体内でなにが起きるかわかりません。

近藤　なのに、高血圧のクスリだけで3種類とか、平気で処方されてるから。

セカンドオピニオン外来にみえるシニアの患者さんにしょっちゅう「高血圧のクスリをいろいろ出されている。どれからやめたらいいですか」って相談されて、そのたび、

「ふつうに活動できているなら、全部やめなさい」って答えています。

和田　降圧剤をやめて体調が悪くなった、という話はほとんど聞かないでしょう。

近藤　今のところ皆無です。頭がボーッとしていたのが治った、フラつかなくなったって、感謝の声ばかり。

上が200近くにも上がって頭痛やめまいがするのでなければ、血圧は気にしないことです。

和田　血圧が気になるなら、クスリを使わずに下げることを考えたほうがいいですね。

近藤　そうです。太りすぎに気をつけたり、運動したりして血圧を下げる分には問題ないです。

❖患者の心配性につけこんで、無用の手術やクスリを押しつける罠

和田　罪つくりといえば手術もね。高齢者を診ていて思うのは、胃袋を取られたあとは本当に生活の質が下がるんです。

近藤　かわいそうですよね。

和田　ごはんも食えなくなるし。人の消化器をホイホイ取ってしまったら、寿命にも悪

い影響を与えるのははっきりしてますよね。
胃もだけど、腸を切るともっとよくない。免疫細胞をいっぱいつくっている場所だから。

近藤　そうそう、大腸のがん検診も「10年に一度でいい」とか言われてるけど、10年に一度でさえ必要ないです。比較試験の結果を見ると、大腸がん検診をやった人のほうが、むしろたくさん死んでいるんだから。
ここはインチキがあって、大腸がんで死ぬ人の数だけ見ると減っているように見えるけど、すべての死因をカウントすると、逆に死亡数が増えています。

和田　がんが見つかると大腸を切られるから、早死にするんでしょうね。

近藤　それもあると思う。もうひとつは、死後に解剖されることはほとんどないから、大腸がんで亡くなっても他の病気で死んだことにされるなど、死因判定の誤りもあるでしょう。いずれにしても大腸がん検診を受けると余計に死ぬことは確実です。
そういえば芥川賞作家の高橋三千綱さんと対談したとき、35年前に、十二指腸潰瘍なのに胃まで切られて2ヵ月入院したって聞きました。
昔は胃潰瘍でもバンバン切ってましたから。ネットもないから、医者がどこかの村に行って検査して「キミは胃潰瘍だ」って言うとどんどん切れた。それでみんな胃袋がなくなって「無胃村」が残ったという笑い話があるけど（笑）。

それに近いことが実際にあったひどい時代だったよなぁ。今もひどいけど。

和田　医者がひどいっていうのは、ずっと変わってないですね。

近藤　とにかくいろいろごまかすんだ。今は「早期発見でよかったね。昔は胃袋を取ってたけど、今は粘膜だけ取ればいいんですよ」って治療を押しつけたりね。

さっき言ったように、粘膜にとどまってるがんは、欧米では良性扱いですよ。ほっとけばいいとわかりきっているのに、患者の心配性につけこむ輩が多くてね。

和田　僕らは精神科医だけど、この分野も9割は悪徳医で、「抗うつ剤は一生飲まないとダメだ」とか言ってますから。

僕は「アメリカでは半年でやめるのが原則だ」って言うんだけど。

近藤　「クスリは一生飲まないと責任もてませんよ」っていうのも、脅しの手口だなぁ。

和田　心配性の患者に安心感を与えるのが医者の仕事なのに。

近藤　ある意味、昔はよかったんですよ。病気を心配して医院に来た人に「大丈夫だから、ふつうにしていなさい」とか「しばらくすれば治るよ」って言って、クスリも出さずに帰した医者がいっぱいいた。医者の数が少なくて、競争が激しくなかったからでしょうね。

いま都内でも、木造2階建ての古びた医院をときどき見かけるけど、そういうタイプのお医者さんかもしれない。儲からないから建て替えられないんだよね。

だからピッカピカのクリニックや病院を見たら、逆に警戒しないとね。

❖クスリを3分の1に減らしたら、患者が元気になった

和田　医療費が年々増えていた1990年代、長期入院の患者さん向けのいわゆる「老人病院」に、定額制医療が導入されましたよね。

近藤　医療保険から治療費が支払われるワクが設けられて。

和田　それまでは検査をするほど、クスリを出すほど病院側は儲かっていたんだけど、どんなにクスリを出しても、入ってくるお金が同じ、つまり出すほど損するシステムに変わったから一転、検査もクスリもできるだけ減らすようになったわけです。

近藤　高齢の患者さんが長年、飲んできたクスリを減らされたら、具合が悪くなるだろうと、みんな思うよね。

和田　ところが皮肉なことに、逆に患者さんたちが元気になっちゃった（笑）。

当時いろいろな老人病院の院長が、「クスリが3分の1に減らされたら、それまでただ寝ていた人がテレビや読書を楽しむようになり、寝たきりだった人がベッドから出て歩き回るようになった」っていう話をしていました。

❖脳の具合が悪ければ認知症、という新基準

近藤　降圧剤とボケのかかわりについてはどう思われますか？

和田　2013年に「認知症」の診断基準が変わって、たとえば失語症も認知症とみなすことになったんです。昔は記憶障害がないと認知症とは呼ばなかったんですけど、平たく言うと、脳の具合が悪ければ認知症とみなす、ということになった。

近藤　区別するのが大変だから、みんな認知症にしてしまえ、という意図を感じますね。

和田　その新基準で考えると、血圧や血糖値を下げたら認知症になりやすいことになります。

ホンモノのアルツハイマーが増えるかどうかはわからないけど。少なくとも、同じ脳の状態で血圧が高い人と低い人を比べると、血圧が低い人のほうがボケて見えます。

近藤　認知症って結局、症状だからね。クスリを飲んで認知機能が下がっている人はいっぱいいると思います。
これは、クスリをやめさせるとかなりの部分がよくなります。

和田　いちばん典型的な例は精神安定剤。ここ5年ぐらいでようやく「精神科医は使わないようにしよう。なるべく抗うつ剤で対応しよう」という流れになってきています。
でも内科の医者が「抗うつ剤は怖いけど精神安定剤は安全なクスリ」とカン違いしている。確かに不定愁訴はよくなるんですけど。

近藤　いまいちばん使われている精神安定剤はなんですか?

和田　リーゼとかデパスじゃないでしょうか。デパスは最近になってやっと、依存症がひどいことが問題にされています。
もっとしっかり効くのもあって、ソラナックスとかすごく速効性があるんだけど、これも20年ぐらい前にアメリカで「あまりに依存症がひどい」と言われて（第4章参照）、ちょっと怖がられています。

❖75歳未満では、認知症よりうつのほうが多い

近藤　向精神薬の中で認知機能が落ちないものってありますか？

和田　在宅診療をやっている内科の先生いわく、「お年寄りのうつに対しては、ＳＳＲＩ（選択的セロトニン再取り込み阻害薬。脳内の神経伝達を改善して、落ちこみを和らげる）はいいですね。僕は、ほとんどの人に出したほうがいいと思う」って。

近藤　高齢者のうつ病が増えているっていう話が、さっき出ましたね。

和田　老人性うつでは、もの忘れや強い被害妄想などが見られるので、認知症のレッテルを貼られやすくて、すごくまぎらわしいんです。

近藤　ボケてる人は、自分をまともだと思っているでしょう。

和田　だから見分け方としては、「もの忘れがひどくなった」という外来患者さんでは、家族が連れて来る場合はたいてい認知症。ご本人が来る場合はたいがい、うつ病です。要するに認知症の人は自分では「もの忘れがひどい」とか「人に迷惑をかけている」と自覚していませんからね。

そして、70代の前期高齢者、つまり75歳未満では、実は認知症よりもうつのほうが多いんです。

近藤　男性は平均寿命が近づいてくる年代ですね。

❖若い人にはNGの抗うつ剤が、高齢者には効く

和田　若い人には抗うつ剤は効かないんだけど、老人性うつの場合は、心を安定させる神経伝達物質、セロトニンを抗うつ剤で補うと元気になることが多いです。
　ほかのクスリは「抑える系」だけど、抗うつ剤は「伝達物質を補う系」だから、まあまあ効くんです。

近藤　元気のない年寄りは、気分がアップするのかもしれないな。もともと抗うつ剤って「気分を持ち上げよう」というクスリだから。

和田　高齢で体は不自由、妻と子どもにも先立たれた、うつ病の患者さんがいて。「早くあの世に連れて行ってほしい」とおっしゃるのを、そんな気分になるのも無理はないなと思って聞いていたんですが、うつ病のクスリがちゃんと効くと、それなりに笑顔を取り戻し、死にたいと言わなくなり、ごはんもきちんと食べるようになりました。

近藤　そんなに効くんですか?

和田　それを「クスリを使った脳の操作」と見るのか、うつ病の治療がうまくいったと見るのかは、僕にはわかりません。

ただ、人生の最期をうつの不快感で迎えるよりは、生きていることがありがたいと思って迎えるほうが、よほどましだと思うんです。

近藤　しかし若い人だと依存症になったり、いろいろ問題が出てくるでしょう。

僕の外来でも、向精神薬の依存症から抜け出したいという相談が何件もありました。

和田　そうですね。最近、ＳＳＲＩもけっこう依存症が出ることがわかってきています。自殺も増やしますし、附属池田小事件の宅間守元死刑囚も、秋葉原通り魔事件の加藤智大死刑囚もＳＳＲＩを飲んでいたことがわかっています。

基本的にはやっぱりクスリは、できるだけ飲まないほうがいいです。

❖恐るべし廃用症候群

近藤　人間は1週間、絶対安静にしていると、筋力が10％以上低下するそうですね。

和田　そうなんです。特にお年寄りは「使わないときの機能の落ち方」が激しい。

運動能力テストの結果なんか見るとね。いまの日本人は80歳近くになっても、8割以上が、ほぼ若い人並みに歩くことができています。年を取ったからといって、そんなに運動能力が落ちるわけじゃない。

そこだけ見ると若い人と変わらないんだけど、「使わなかったときの落ち方」が早いんです。

近藤　そして回復が遅い。高齢者は1週間寝ていると、リハビリに1ヵ月かかると聞いたことがあります。

和田　高齢者のリハビリは本当に大変。若い人なら、スキーで骨折して1ヵ月寝ていても、治ったら翌日から歩けます。

しかし年寄りは、ふつうに歩ける人たちが骨折したり肺炎になったりして1ヵ月寝ていると、リハビリに3ヵ月かかったり、そのまま寝たきりになっちゃう。

近藤　入院すると、患者にケガをされると困るから、すぐ車椅子が用意されるしね。すると実質、ベッドの上だけの生活になって、たちまち歩けなくなることも多いですね。

人間は「至れり尽くせり」にすぐ慣れるから、退院しても歩かなくなったり。

和田　脳にしても、老化より「使わなくなってしまう」ダメージがでかい。若い人はフラフラ遊んでいても知能指数はそんなに落ちませんが、年を取って1ヵ月ぐらいボーッとしていると、すぐ認知症っぽくなってしまいますから。

ボケてないのにボケたようになってしまうんですね。

近藤　確かに患者さんを見ても、仕事や好きなことを続けて、頭を使っている人は90歳でも若々しい。家でじっとしている人は、70歳でも、反応も表情も乏しいです。

和田　結局、人間の体も脳も、怖いのは加齢より「使わないために衰える」ことなんですよね。

近藤　そう。「廃用症候群」とか「運動不足病」って呼ばれますけど。

❖足腰以上に「感情の老化」に気をつけて

和田　その廃用症候群の中でも、「足腰が弱くなった」とか「記憶力が落ちた」ということ以上に気をつけなきゃいけないのは、「感情の老化」だというのが僕の持論で。

近藤　それは患者さんを見ていると、よくわかります。

和田　年を取ると体力が衰えるのは、まず気持ちが老けこんで気力を失い、行動力がなくなるからさまざまな機能が衰えて、体の老化も進むわけです。

近藤　気力は本当に大事です。

和田　脳の老化がどこから始まるかというと、大脳の「海馬」の働きが衰えると、もの忘れが始まると、よく言われるでしょう。

近藤　海馬は短期記憶をとどめて、必要なものは長期記憶に残す判断をしますから。

和田　たとえばアルツハイマー病では海馬に萎縮が現れて、直前にやったこと、起きたことの記憶がすっぽり抜け落ちる。

でも実はそれより先に、早い人は40代から「前頭葉」が縮み始めるんです。

近藤　前頭葉は意欲や創造などの「人間らしさ」にかかわるから、ここが衰えるといろんなことが億劫になるでしょう。

和田　うつやひきこもりにもなりやすいし、思考や感情の柔軟性も失われるので、ささいなことにカッとして、怒りがなかなか収まらない。

いつもうつうつ、イライラして暮らすことになります。

近藤　女性は40代半ばから閉経する人が出始めるから、ホルモンの低下による更年期も重なってきますね。

和田　感情の老化が始まる40代を、僕は「思秋期」と呼んでいます。思春期は子どもから大人への移行期だけど、思秋期は大人から老人への準備期間なんです。

近藤　ただ足腰と同じで、脳も使っていれば老いない。

和田　感情も積極的に使わなきゃだめですね。ドキドキするとか、想定外の場面に遭遇するのが効果的だから、新しいことにチャレンジして前頭葉を刺激しないと。

❖家でヒマをもてあましていると、すぐボケる

近藤　すると、最高の健康法って「生涯働くこと」になるんじゃないかな。仕事をしていれば自然に頭も体もよく使うし、人ともかかわるし、毎日新しいことも起きる。働き続けられるのは、幸せなことですよ。

和田　全くその通りです。年を取っても働いている人のほうが、明らかに健康だし、長寿です。それは就業率と老人医療費のデータを見ても、よくわかります。

たとえば長野県民はもう20年以上、男女とも平均寿命が全国トップレベル。70歳以上の人の就業率も全国トップで、４人に１人が働いています。

近藤　そして、ひとり当たりの老人医療費は全国でいちばん少ないほうでしょう。

和田　逆に、北海道や福岡の高齢者就業率は下から数えて何番目という低さで、老人医療費は全国トップレベルです。

近藤　もちろん「何歳まで働くか」は個人の自由だけど、定年になって家でヒマをもてあましていると、すぐボケるよね。

和田　なんといっても、いちばん頭を使うのは仕事ですから。
　どんな職場でも働きたければ75歳ぐらいまで働いていいとか、定年がないという話になれば、高齢者問題はほとんど解決しそうです。
近藤　シンガポールでは日本より急激に少子高齢化が進んでいて、すでに65歳以上の就労率が3割ぐらいになってる。元気な老人を「楽齢」、アクティブ・エイジャーって呼んで、就労や社会貢献をうながしているそうです。

❖やってはいけない健康診断、やってみるべき生涯現役

和田　「知的機能を高く保っておくと長生きできる」というおもしろいデータがありまして。オランダのアムステルダムに住む、55歳から85歳までの2380人が「4年後にどれだけ死んでいるか」を調べた人がいて。

　75歳から85歳では21・3%が死んでいて、この2380人の調査では、がんがあった人は17%、なかった人は10%。心臓病があった人は18%、なかった人は9・4%。倍までは違わなかった。

　ところが情報処理速度のテスト結果で比べたら、上から1200人の死亡率は5・8

%。下から1180人の死亡率は16・4%。大きな差がついたんです。もうひとつの、暗記、計算、推理系の「流動性知能」テストの成績でも、上半分は7%しか死んでいないけど、下半分は15%も死んでいました。

しかも学歴は関係なくて、要するに、年を取っても頭をよく使っている人が長生きしていました。

近藤　年を取ってもよく働いて稼ぎ、ボケずにポックリ死ねば、老人はみんなに愛される（笑）。

和田　その通りです。老化は長い時間にだんだん進むと思っている人が多いですが、実は、亡くなる直前までわりと動き回れる人のほうが多くて、寝たきりの平均期間はだいたい8・5ヵ月と言われています。

年を取っても若さを保っていて、最後でポンと落ちるみたいに死ぬのを〝ピンピンコロリ〟とか言いますが、現実にはそういう形が時代とともに増えてきています。

近藤　そういえば、この10年ぐらいで、病名のつかない「老衰死」がすごく増えています。むやみに検査や治療を受けない人が増えているということでしょう。

延命処置はお断りっていう人も、いろいろなアンケートを見ると9割ぐらいになっているし。

和田　僕は、精神分析という仕事を選んでよかったなと思います。

この業界に入ったときに、先輩から「分析の学会に行くと70代、80代の人が当たり前に出ているから、一生楽しめるよ」って言われたんです。

確かにフロイトは83歳まで精神分析の仕事を続けましたし、私の留学先の祖のカール・メニンガーも、96歳で亡くなる直前まで精神分析をやっていたといいます。

近藤　学者って長生きしますよね。やっぱりさっきの「知的機能を高く保っておくと長生きできる」というのが当たっているのかな。

和田　特に心の治療は、年を重ねて経験を積むほど上達する種類のものですから、「最新のものほどいい」とされる生物学的な治療をする人より、現役を続けやすい。

近藤　僕は患者さんに「セカンドオピニオン外来、続けてくださいね」って言われると「体が続く限り、100歳過ぎてもやりますよ」って答えてる。

和田　仕事を選んだり、転職するとき、「年を取っても現役でやれる」ということを意識することも大事ですね。

近藤　やってはいけない健康診断、やってみるべき生涯現役だ（笑）。

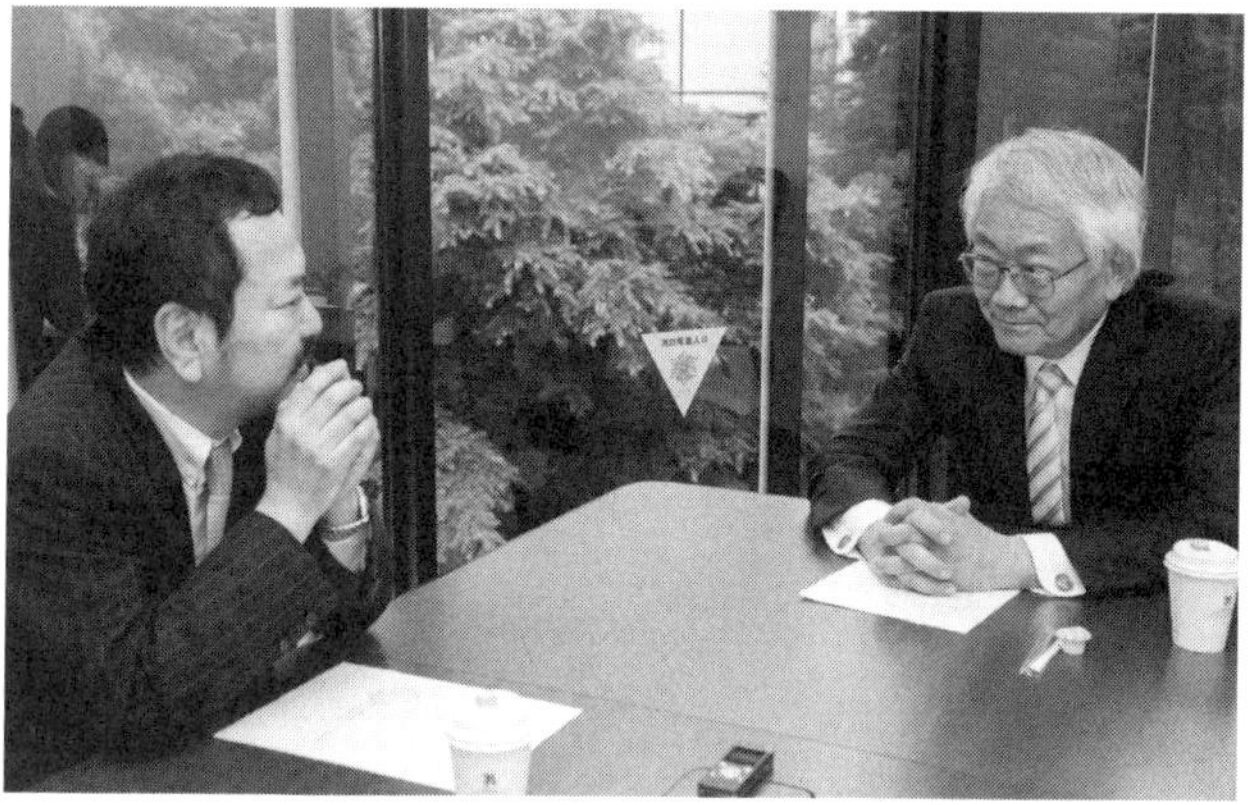

著者略歴

近藤 誠（こんどう・まこと）

1948年東京都生まれ。近藤誠がん研究所所長。73年慶應義塾大学医学部卒業、同大学医学部放射線科入局。79～80年アメリカ留学。83年から同医学部放射線科講師を務める。乳房温存療法のパイオニアとして知られる。96年の『患者よ、がんと闘うな』（文藝春秋）以降、医療界にさまざまな提言を行っている。2012年には第60回菊池寛賞を受賞。14年慶應義塾大学医学部を定年退職。13年「近藤誠がん研究所 セカンドオピニオン外来」（http://kondo-makoto.com/）を開設している。

和田秀樹（わだ・ひでき）

1960年大阪府生まれ。和田秀樹こころと体のクリニック院長。国際医療福祉大学大学院教授、川崎幸病院精神科顧問、一橋大学経済学部非常勤講師。1985年東京大学医学部卒業後、東京大学医学部附属病院精神神経科助手、米国カール・メニンガー精神医学校国際フェローなどを経て現職。

SB新書 427

やってはいけない健康診断《けんこうしんだん》

早期発見《そうきはっけん》・早期治療《そうきちりょう》の「罠《わな》」

2018年3月15日 初版第1刷発行

著 者 近藤《こんどう》 誠《まこと》・和田秀樹《わだひでき》

発行者 小川 淳

発行所 SBクリエイティブ株式会社
〒106-0032 東京都港区六本木2-4-5
電話：03-5549-1201（営業部）

装 幀 長坂勇司（nagasaka design）

組 版 辻 聡

編集協力 日高あつ子

印刷・製本 大日本印刷株式会社

落丁本、乱丁本は小社営業部にてお取り替えいたします。定価はカバーに記載されております。本書の内容に関するご質問等は、小社学芸書籍編集部まで必ず書面にてご連絡いただきますようお願いいたします。

ISBN 978-4-7973-9361-3